EAUX MINÉRALES DE POUGUES

| TROUBLES | MALADIES |
| DE LA DIGESTION | DES VOIES URINAIRES |

Extraits des rapports annuels sur le service médical de l'établissement hydro-minéral de Pougues,
honorés, par M. le Ministre du Commerce, de l'Agriculture et des Travaux publics,
sur la proposition de l'Académie impériale de Médecine,
d'une médaille de bronze (1861) et d'une médaille d'argent (1862).

PAR

LE Dː FÉLIX ROUBAUD

MÉDECIN-INSPECTEUR DES EAUX MINÉRALES DE POUGUES.

PARIS

ADRIEN DELAHAYE, LIBRAIRE-ÉDITEUR

PLACE DE L'ÉCOLE-DE-MÉDECINE

—

1863

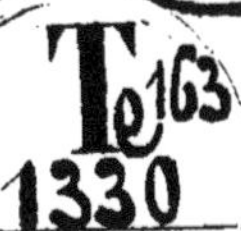

EAUX MINÉRALES DE POUGUES

OUVRAGES DU Dr FÉLIX ROUBAUD.

TRAITÉ DE L'IMPUISSANCE ET DE LA STÉRILITÉ chez l'homme et chez la femme, 2 vol. in-8º.. 10 fr.

DES HOPITAUX, au point de vue de leur origine et de leur utilité, des conditions hygiéniques qu'ils doivent présenter et de leur administration, 1 vol. in-12... 3 fr.

THÉOPHRASTE RENAUDOT, étude sur les mœurs médicales du dix-septième siècle. Édition de bibliophile, tirée à un petit nombre d'exemplaires.... 3 fr·

HISTOIRE ET STATISTIQUE DE L'ACADÉMIE NATIONALE DE MÉDECINE, depuis sa fondation jusqu'en septembre 1852. In-8º. (*Très rare*)........... 1 fr.

HYDROLOGIE MÉDICALE

Les **Eaux minérales de la France**, Guide du Médecin praticien. 1 vol. in-12................... 4 fr.

L'**Hydrothérapie**, les Bains de mer et les Eaux minérales de l'étranger. (*En préparation.*)

Pougues, — ses Eaux minérales et ses Environs. 1 vol. in-12. — 2º édition, illustrée.......... 3 fr.

ANNUAIRE MÉDICAL ET PHARMACEUTIQUE DE LA FRANCE, de 1849 à 1863, chaque année séparément... 4 fr.

PARIS. — IMPRIMERIE DE DUBUISSON ET Cᵉ, RUE COQ-HÉRON, 5.

EAUX MINÉRALES DE POUGUES

<table>
<tr><td>

TROUBLES
DE LA DIGESTION

</td><td>

MALADIES
DES VOIES URINAIRES

</td></tr>
</table>

Extraits des rapports annuels sur le service médical de l'établissement hydro-minéral de Pougues,
honorés, par M. le Ministre du Commerce, de l'Agriculture et des Travaux publics,
sur la proposition de l'Académie impériale de Médecine,
d'une médaille de bronze (1861) et d'une médaille d'argent (1862).

PAR

LE Dr FÉLIX ROUBAUD

MÉDECIN-INSPECTEUR DES EAUX MINÉRALES DE POUGUES.

PARIS

ADRIEN DELAHAYE, LIBRAIRE-ÉDITEUR

PLACE DE L'ÉCOLE-DE-MÉDECINE

1863

Toutes les années, les médecins-inspecteurs d'eaux minérales doivent adresser à M. le Ministre de l'agriculture et des travaux publics un rapport sur le service médical de l'établissement commis à leur inspection.

Ce rapport peut n'être remis que dix-huit mois après la saison à laquelle il se rapporte, afin de donner le temps de contrôler, s'il est possible, les résultats de la médication.

Dans le but louable d'honorer les meilleurs de ces travaux et de stimuler le zèle des inspecteurs dans la tâche difficile qui leur est imposée, M. le Ministre donne chaque année un certain nombre de médailles de bronze et d'argent à ceux de ces rapports qui lui sont désignés, après mûr examen, par l'Académie impériale de Médecine.

Les deux seuls rapports que j'aie pu encore adresser à M. le Ministre de l'agriculture et du commerce ont été honorés, le premier de la médaille de bronze, et le second de la médaille d'argent.

Ces hautes marques d'estime me sont un témoignage qu'à défaut de talent, mes efforts ne sont pas complétement stériles, et elles m'enhardissent à publier aujourd'hui ces deux Mémoires, qui ne sont que les premiers jalons d'un travail beaucoup plus étendu que je prépare sur le service médical de l'établissement hydro-minéral de Pougues, et qui, je l'espère, pourra paraître à la fin de cette année.

EAUX MINÉRALES DE POUGUES

TROUBLES DES VOIES DIGESTIVES

DE LA DIGESTION.

Pour sa nutrition, l'homme emprunte des éléments à tous les règnes de la nature et se les assimile, soit sous forme solide, soit sous forme liquide.

Au règne organique, il demande les aliments proprement dits; au règne minéral, il prend le sel de cuisine, dont le rôle important se rapproche des matières alimentaires, sans cependant le faire sortir du cadre des condiments.

Quel que soit le règne auquel elles appartiennent, les substances alimentaires constituent des corps très complexes, composés d'éléments divers, mais cependant réductibles en un certain nombre de principes communs, qu'on appelle *principes immédiats*.

Les principes immédiats se retrouvent toujours les mêmes dans les aliments de même nature, et subissent constamment la même action de la part des sucs gastriques.

En simplifiant ainsi la question, il est donc facile de se rendre compte du problème de la nutrition.

Selon qu'ils contiennent ou ne contiennent pas de l'azote, les principes immédiats ont été partagés en deux grandes classes :

1° Principes azotés ;

2° Principes non azotés.

Les uns et les autres proviennent du règne animal et du règne végétal.

Les principes azotés du règne animal sont : la *fibrine*, l'*albumine*, la *caséine*, la *gélatine*, la *chondrine*, la *créatine*, la *créatinine* et l'*osmazome* ou *acide isonique*; ils sont encore nommés *albuminoïdes*.

Les principes azotés du règne végétal sont : la *fibrine végétale* ou *gluten*, l'*albumine végétale*, et la *caséine végétale*.

Les principes non azotés fournis par le règne animal sont : la *graisse*, le *beurre*, le *sucre de lait*, le *miel*, etc.

Les principes non azotés d'origine végétale sont : l'*amidon* ou *fécule*, la *dextrine*, le *sucre*, la *gomme*, la *pectine* et l'*huile*.

Avant d'arriver à l'estomac et de subir l'action du suc gastrique, ces matières, tant animales que végétales, sont soumises dans la bouche à une double opération, l'une physique et l'autre chimique.

Dans la bouche, les aliments sont broyés par les dents, brassés par les mouvements de la langue et des joues, et imprégnés d'un liquide visqueux, la salive, qui concourt à former une pâte molle connue sous le nom de bol alimentaire, et à en faciliter le passage à travers le pharynx et l'œsophage jusqu'à l'estomac.

Mais la salive ne remplit pas seulement ce rôle purement physique; elle contient un principe, découvert par Berzélius, qui fait subir au bol alimentaire une première transformation ; ce principe est la *ptyaline* ou diastase salivaire, et assez analogue à la diastase que l'on extrait de l'orge germé.

La transformation que la ptyaline fait subir aux aliments est une véritable fermentation, par suite de laquelle les principes féculents sont d'abord transformés en dextrine et ensuite en glycose.

Selon les expériences de MM. Lassaigne et Cl. Bernard, l'action physique de la salive serait due principalement au produit des glandes sublinguales et sous-maxillaires, tandis que l'action chimique appartiendrait presque exclusivement à la salive parotidienne.

Quoi qu'il en soit, le bol alimentaire, parvenu dans l'estomac, y subit encore une action physique et une action chimique. Remué, ballotté en tous sens par les mouvements péristaltiques de l'organe, il est mis en contact avec tous les points de la muqueuse stomacale et s'imprègne ainsi de tout le suc qui vient suinter à la surface de cette muqueuse.

Ce suc est le produit des glandules dont est criblée la membrane interne de l'estomac, et dont la sécrétion est considérablement accrue par l'excitation résultant de la présence du bol alimentaire dans la poche stomacale.

Il est connu sous le nom de *suc gastrique*, et contient deux principes indispensables à la digestion : la *pepsine* et l'*acide lactique*.

L'acide lactique ne joue qu'un rôle secondaire ; sa présence est nécessaire à l'action de la pepsine, qui a besoin, pour agir, d'être associée à un acide libre.

La pepsine s'empare des matières albuminoïdes ou azotées, les dissout sans se combiner avec elles, et les transforme en une substance isomérique, propre à être absorbée, que M. Lehmann appelle *peptone* et M. Mialhe *albuminose*.

Après avoir subi la double action dont j'ai parlé, l'une dans la bouche, de la salive, et l'autre du suc gastrique, dans l'estomac, la masse alimentaire, prenant le nom de chyme, passe couche par couche dans le duodenum, à travers le pylore, qui lui livre passage.

Là, la pâte chymeuse se trouve en présence de deux nouveaux liquides, dont le rôle n'est pas moins considérable que celui de la salive et du suc gastrique :

Ce sont le *suc pancréatique* et la *bile*.

Le *suc pancréatique*, analogue au produit des glandes salivaires, exerce la même action que la salive sur les aliments amylacés, c'est-à-dire les transforme en dextrine et en glycose ; de plus, il émulsionne les matières grasses, ainsi que l'ont mis hors de doute les expériences de M. Claude Bernard. Enfin, s'il en faut croire M. Corvisart, le suc pancréatique exercerait sur les matières albuminoïdes une influence digestive comparable à celle du suc gastrique, et le devrait à la présence d'un ferment qu'il nomme *pancréatine*.

Quoi qu'il en soit, et en attendant que le rôle de la pancréatine soit parfaitement établi, il est certain que le suc pancréatique transforme en glycose les féculents qui ont échappé à l'action de la salive, et émulsionne les matières grasses.

La bile concourt à ce dernier travail, mais dans un moindre degré que le suc pancréatique, et trouve surtout son emploi dans l'acte de la défécation, soit en favorisant l'expulsion des matières fécales, soit en les entretenant dans un état constant de fluidité et de mollesse ; tout le monde sait, en effet, que la constipation est la conséquence de la suppression de la sécrétion de la bile, et que la décoloration des matières fécales est constante chez les ictériques.

Après cette troisième opération, la masse alimentaire parcourt le tube intestinal en s'imprégnant dans sa route des sucs que sécrète la muqueuse, et, chemin faisant, se partage en deux portions, dont l'une est absorbée et dont l'autre est expulsée par les mouvements péristaltiques de l'intestin, qui favorisent ce transport.

La portion réellement alimentaire est absorbée par les vaisseaux chylifères et par les veines ; les premiers s'emparent, comme leur nom l'indique, du chyle, c'est-à-dire du produit de la digestion des graisses et des matières albuminoïdes ; les veines, au contraire, absorbent l'eau, les boissons, les matières sucrées, les substances médicamenteuses et toxiques.

La portion non assimilable continue à cheminer dans l'intestin, où elle prend une consistance plus ferme, et finit par être expulsée par l'acte de la défécation.

Les liquides qui sont ingérés dans l'estomac, soit à

jeun, soit pendant l'acte de la digestion, peuvent être considérés comme ayant l'eau pour base. Ils doivent être divisés en deux classes, au point de vue de l'acte nutritif : 1° ceux qui forment plus ou moins de chyme ; 2° ceux qui ne fournissent aucun élément à cette fonction.

Parmi les premiers, sont le lait et le bouillon ; tous les autres liquides rentrent dans la seconde catégorie.

L'eau, base, comme je l'ai dit, de toutes les boissons, doit posséder, pour être potable, certaines qualités physiques et chimiques que je n'ai point à énumérer ici. Elle est bue, soit pure, soit mélangée à d'autres liquides, tels que le vin, les liqueurs alcooliques, etc., qui en modifient la saveur et augmentent la propriété légèrement excitante qu'elle exerce sur la muqueuse gastrique.

Les autres boissons dont l'homme fait usage, la bière, le cidre, le poiré, etc., doivent être considérées comme de l'eau tenant en suspension ou en dissolution divers principes, tels que l'alcool, le sucre, l'acide tannique, les tartrates de potasse et de soude, etc., et des matières colorantes.

Tous ces liquides, qui ne concourent en aucune façon à la formation du chyme, se mêlent à la masse alimentaire, l'imbibent, en dissolvent certains éléments, et secondent ainsi l'action du suc gastrique ; de plus, ils excitent la muqueuse stomacale et exercent une action générale sur le système nerveux.

Les boissons chymifiables, le lait et le bouillon, subissent une digestion complexe comme leur composition : leurs substances albuminoïdes sont transformées en albuminose, les graisses sont émulsionnées, et l'eau et les sels qu'elles contiennent sont absorbés par les veines, soit dans l'estomac, soit dans l'intestin grêle.

A l'accomplissement de ces actes multiples d'une même fonction président deux nerfs importants : le pneumo-gastrique et le grand sympathique ; c'est à eux qu'il faudra faire remonter les affections dont je vais maintenant m'occuper, et que je désigne sous le nom générique de troubles fonctionnels des voies digestives.

TROUBLES FONCTIONNELS DES VOIES DIGESTIVES.

Les troubles des fonctions digestives, sans altération organique, sont désignés sous le nom de dyspepsies.

Il ne faudrait cependant pas croire, d'après cet énoncé, que toutes les dyspepsies sont purement nerveuses, et entrent dans la grande classe des névroses.

La majeure partie, il est vrai, lui appartient, et alors ces troubles fonctionnels, purement nerveux, doivent être regardés comme des affections bien réellement essentielles.

Mais à côté de ces accidents morbides, dont la forme est extrêmement variable, vient se grouper toute une catégorie de troubles fonctionnels des voies digestives, nés sous l'empire de circonstances étrangères aux causes ordinaires des dyspepsies essentielles, et entretenus par une disposition spéciale de l'organisme.

Je veux d'abord parler des dyspepsies diathésiques.

Assurément, toutes les diathèses, sur le nombre desquelles on n'est pas d'ailleurs d'accord, n'ont pas

de retentissement sur les fonctions des voies digestives, et plus d'une, en pervertissant ces fonctions,
s'accompagne de lésions organiques.

Je n'ai point à m'occuper de ces affections, qui, bien
rarement, sont tributaires des eaux minérales.

Parmi les diathèses qui retentissent, sans altération
de tissus, sur les fonctions des voies digestives, on
doit mettre en première ligne les diathèses rhumatismale, goutteuse, herpétique et strumeuse.

Je ne prétends point dire qu'en dehors de ces quatre
diathèses, d'autres états diathésiques ne peuvent produire des dyspepsies ; j'avance seulement qu'à une de
ces quatre diathèses se rapportent le plus communé-
ment les dyspepsies qui ne sont ni essentielles, ni
symptomatiques, comme je le dirai plus bas.

Ainsi, et pour ne pas sortir du domaine des eaux
minérales, on guérit *des* dyspepsies — je ne dis pas
les dyspepsies — avec les eaux ferrugineuses, avec les
eaux alcalines, avec les eaux sulfureuses, avec les
eaux salines, avec les eaux purement thermales. Mais
si l'on veut bien y regarder de près, on se convaincra
que chaque médication réussit dans certaines conditions et échoue complétement dans d'autres.

Ainsi :

Les eaux ferrugineuses réussiront admirablement
bien dans les dyspepsies liées à un état chlorotique ou
chloro-anémique.

Les eaux alcalines modifieront les dyspepsies liées
à la diathèse goutteuse ; les eaux alcalines à base de
soude sont indiquées dans les dyspepsies essentielles
avec prédominance de pléthore, tandis que les eaux
alcalines à base de chaux conviennent mieux dans les

dyspepsies avec prédominance de l'état anémique et nerveux.

Les eaux sulfureuses modifieront les dyspepsies liées à la diathèse herpétique.

Les eaux salines et iodées combattront avantageusement les dyspepsies entretenues par le vice strumeux.

Toutes les eaux thermales, enfin, modifieront les dyspepsies rhumatismales.

A cette occasion, et comme preuve de ce que j'avance, je citerai l'observation d'une dyspepsie liée à cette dernière diathèse, et qui ne trouva à Pougues aucune modification. C'est la seule observation de dyspepsie diathésique que je rapporterai, pour ne pas sortir du cadre des eaux minérales qui m'occupent.

Dyspepsie liée à la diathèse rhumatismale. — Insuccès.

Dans le courant du mois de mai, je reçois une lettre de Vierzon, de M. X...., propriétaire, qui me dit souffrir de l'estomac. Ses digestions sont lentes, pénibles, douloureuses même; mais sans vomissements; l'appétit est nul ou très capricieux; la constipation est constante; le vin, le régime trop épicé augmentent les douleurs, et cependant le régime lacté le débilite et lui est contraire. — Ce malade a entendu parler des eaux de Pougues, il me demande si elles lui seront utiles.

Les renseignements qui m'étaient donnés étaient évidemment bien incomplets, et je craignis de ne pas être suffisamment renseigné par une correspondance avec une personne étrangère à la médecine.

Comme la distance de Vierzon à Pougues n'est pas considérable, j'engageai le malade à me venir voir; ce qu'il fit immédiatement.

Il m'arriva le 26 mai.

C'était un homme de 55 ans, petit et sanguin; il était couvert de foulards et de flanelle, enveloppé dans un large manteau, et portait aux pieds de gros sabots bourrés de paille et de laine.

Bien que le temps fût pluvieux et froid, tant de précautions eurent lieu de me surprendre, et comme je lui en manifestai mon étonnement, il m'avoua qu'il était perclus de rhumatismes.

Avant de recourir aux eaux minérales de Pougues, le malade avait essayé de toutes les ressources thérapeutiques : narcotiques, antispasmodiques, toniques, émollients; et Vichy ne lui avait procuré aucune amélioration.

Le froid, les changements brusques de température, en un mot toutes les influences météorologiques dont l'empire est si connu sur le rhumatisme, aggravaient les douleurs gastralgiques et rendaient plus difficiles les digestions. Il me restait peu de doutes sur la nature de la dyspepsie; je fis part au malade de mes craintes de voir la médication échouer; mais malgré mes avis, il voulut essayer des eaux de Pougues, au lieu de se rendre directement à Bourbon-l'Archambault, ainsi que je le lui conseillais. Je l'ai dit plus haut, la saison était pluvieuse et froide, et, partant, peu convenable à la médication de ce malade. Nonobstant ce contre-temps, M. X... fut soumis à la boisson de l'eau minérale et aux douches de vapeur, tant générales que spécialement dirigées sur l'estomac.

Au bout de 15 jours, aucune modification ne s'était produite, et le temps continuant à être mauvais, je conseillai au malade de retourner chez lui, et d'aller en juillet à Bourbon-l'Archambault.

M. X... n'exécuta que la moitié de l'ordonnance : il rentra à Vierzon, mais me revint en juillet, prétendant qu'il était impossible que les eaux de Pougues ne le soulageassent pas, alors qu'elles avaient guéri plusieurs personnes de sa connaissance atteintes de la même affection.

L'explication que j'essayai de lui donner échoua devant la conviction qui le ramenait à Pougues, et comme, en définitive, le traitement par nos eaux ne pouvait aggraver son état, je consentis à ce qu'il acquît par lui-même la preuve de ce que je lui disais.

Il se remit donc à boire de l'eau minérale, à prendre des douches de vapeur, et tout cela inutilement. J'essayai même, avec lui, les bains de gaz d'acide carbonique, dont je n'obtins pas de meilleurs résultats.

Enfin, après un mois de tentatives infructueuses, et cette fois, le temps étant magnifique et la température chaude, le malade reconnut l'inanité du traitement par les eaux de Pougues, et se convainquit que ces eaux ne sont point une panacée applicable à tous les maux, et que leur succès est limité dans des données parfaitement précises.

Je ne sais s'il est allé à Bourbon-l'Archambault, ainsi que je le lui conseillais, et comme je n'ai pas revu le malade, je ne puis dire ce qu'est devenue sa dyspepsie.

Voilà donc toute une série de troubles fonctionnels des voies digestives, dont la source se perd dans un élément ou plutôt une disposition morbide générale, et dont les uns sont tributaires des eaux minérales de Pougues, et dont les autres ne doivent attendre de ces eaux ni guérison, ni adoucissement.

Mais poursuivons.

Avant d'ouvrir le cadre des dyspepsies essentielles, il est encore des troubles digestifs qui ne sont point diathésiques, et qui font seulement partie du cortége morbide de certaines affections ; ce sont les dyspepsies symptomatiques.

Les affections auxquelles se rapportent ces troubles digestifs sont aussi nombreuses que variées dans leurs manifestations ; il faudrait, pour s'en rendre compte, passer en revue presque tout le cadre nosologique, tant l'estomac, ou plutôt les voies digestives, ont des rapports et des sympathies avec toutes les parties de l'organisme.

De ces affections, les unes sont générales et les autres localisées dans un organe dont elles altèrent plus ou moins les tissus.

Au premier rang des premières il faut placer les maladies du sang, et avant tout la chlorose et l'anémie; en cette occasion, et par suite d'une réciprocité remarquable, l'affection générale est entretenue par le phénomène morbide des voies digestives auquel elle a donné naissance, et qui persiste en raison même de l'existence de la maladie. Il faut alors que la médication poursuive simultanément un double résultat : 1° qu'elle modifie l'état général ; 2° qu'elle mette le tube digestif dans la possibilité d'une régulière et suffisante assimilation.

En parlant de ces affections, je dirai comment à Pougues on parvient à ce double but, en combinant d'une manière méthodique la boisson de l'eau minérale et les pratiques hydrothérapiques.

Des affections localisées dans un organe et déterminant des troubles digestifs, les unes les provoquent par l'altération du tissu de l'organe qui en est atteint ; les autres les provoquent en rompant les rapports de voisinage ; d'autres enfin les provoquent par pure sympathie.

Au nombre des premières, il faut placer toutes les affections du tube digestif, depuis la simple irritation jusqu'aux lésions les plus graves. En général, ces affections sont rarement tributaires des eaux de Pougues, et le phénomène dyspeptique, qui est une de leurs manifestations, serait plutôt aggravé qu'amélioré.

Parmi la seconde classe d'affections localisées qui déterminent des troubles digestifs par l'altération des rapports naturels entre l'organe malade et l'appareil digestif, il faut mettre principalement les hypertrophies du foie, du pancréas et de la rate, et conséquemment les maladies qui ont produit ce phénomène, tel que l'hépatite pour le foie, et la fièvre intermittente pour la rate. Ici, presque toutes ces affections sont du domaine des eaux minérales de Pougues ; les organes qui en sont atteints sont tous situés au-dessous du diaphragme, et obéissent aux lois que nous avons établies pour la thérapeutique des eaux minérales de Pougues, à savoir : 1° que l'emploi de ces eaux était contre-indiqué dans les maladies des organes situés au-dessus du diaphragme, 2° et salutaire dans les maladies des organes placés au-dessous de cette espèce d'écran qui partage horizontalement le corps en deux parties.

Enfin, parmi les affections organiques qui agissent par sympathie sur les fonctions digestives, il faut placer les deux appareils qui entretiennent physiologiquement avec celui de la digestion les sympathies les plus remarquables et les moins contestées.

Je veux parler de l'appareil cérébral et de l'appareil de la génération.

Les affections du cerveau n'ont rien à demander aux eaux de Pougues ; par conséquent, la dyspepsie, qui serait un de leurs symptômes, n'a à attendre de ces mêmes eaux ni guérison, ni soulagement.

Cependant, il importe de ne pas ranger parmi les affections cérébrales un état morbide bizarre, plus fréquent qu'on ne pense, et bien connu de tous ceux qui ont étudié les maladies d'estomac ; je veux parler du vertige stomacal. Ici le point de départ est dans l'organe digestif lui-même, et en aucune façon dans l'appareil cérébral. La distinction est de la plus haute importance, non-seulement au point de vue du pronostic, mais encore et surtout au point de vue du traitement.

J'aurai plus tard à revenir sur le vertige stomacal, et je ne fais ici qu'indiquer, pour la prévenir, une confusion regrettable, que j'ai vu quelquefois commettre.

Si les dyspepsies symptomatiques des affections du cerveau ne peuvent être modifiées par les eaux minérales de Pougues, il n'en est pas de même des dyspepsies symptomatiques des affections de l'appareil génital, conformément à la loi que j'ai rappelée plus haut. Nous avons ici une grande classe d'affections qui ont un retentissement sympathique bien marqué sur les fonctions digestives. Qui ne connaît l'influence qu'exercent sur l'estomac les maladies de la matrice? En parlant plus tard de ces affections, je dirai combien sont fréquents et remarquables, non-seulement à l'état de santé, mais surtout à l'état morbide, les rapports sympathiques entre les organes génitaux et l'appareil digestif, et je montrerai, en m'appuyant sur de nombreuses observations, les précieuses ressources que l'on peut trouver dans les eaux de Pougues, méthodiquement administrées tant à l'intérieur qu'à l'extérieur.

Pour résumer tout ce qui précède, j'estime que les troubles fonctionnels des voies digestives doivent être partagés en trois grandes classes :

La première comprendra les altérations fonctionnelles qui, sans lésion de tissu, n'ont leur source ni dans un état morbide soit général, soit localisé, ni dans une disposition pathologique de l'organisme; ce sont les troubles essentiels, c'est-à-dire purement nerveux, et rentrant par conséquent dans l'ordre des névroses.

La seconde classe comprendra les troubles digestifs

qui, sans lésion organique, se rattachent à une disposition particulière de l'économie, et n'en sont qu'une
manifestation ; ce sont les troubles digestifs diathésiques qui, subissant l'empire d'une diathèse, passent
nécessairement par les phases que celle-ci traverse.

Enfin, la troisième classe renfermera les troubles
digestifs symptomatiques, soit d'une affection générale,
soit d'une affection locale, et qui sont tellement sous
la dépendance de cette affection qu'ils en éprouvent
et en manifestent toutes les vicissitudes.

Doit-on confondre tous ces troubles digestifs sous
un même nom ? Ni la science ni les malades ne ga-
gneraient à cette confusion. Il faut, au contraire, ce
me semble, apporter le plus grand soin à les distinguer les uns des autres, car, ainsi qu'on a pu le voir,
la thérapeutique a des ressources d'autant plus sûres
et précieuses que les indications sont plus précises.

Les troubles digestifs diathésiques et symptomatiques n'ont point une existence propre ; les uns sont liés
à une disposition particulière de l'organisme, et les
autres sont sous la dépendance d'une affection déterminée ; l'histoire de ces troubles entre donc dans l'histoire soit de la diathèse, soit de l'affection dont ces
troubles sont une manifestation, et n'ont par conséquent aucun droit à réclamer une place dans le cadre
nosologique.

Mais il n'en est pas de même des troubles digestifs
essentiels ; ils ont une existence propre, et leur histoire
ne se confond avec l'histoire d'aucune autre affection.

Il faut donc les comprendre parmi les névroses, et
leur conserver, mais à eux seuls uniquement, le nom
si bien approprié de *dyspepsie*.

Le mot dyspepsie sera donc pour nous synonyme de trouble purement nerveux de la digestion, trouble fonctionnel des voies digestives.

DE LA DYSPEPSIE.

Je n'ai point à faire ici l'histoire de la dyspepsie; je n'écris ni une monographie ni un chapitre de pathologie, et je dois, m'adressant aux hommes éminents de la profession médicale, aux membres de l'Académie impériale de médecine, ne parler de la dyspepsie que du point de vue où je me trouve placé, du point de vue des eaux minérales de Pougues.

Je ne suivrai donc point l'ordre méthodique de nos livres de science, et, sans m'astreindre à l'exposition d'une étiologie et d'une symptomatologie que l'on trouve dans tous les ouvrages de pathologie, je n'aborderai que les points de ces deux parties de l'histoire des dyspepsies qui me paraîtront ressortir plus directement de la thérapeutique par les eaux minérales de Pougues.

Mais ces points à discuter sont nombreux, et je dépasserais à coup sûr les limites d'un simple mémoire, si je les voulais tous entreprendre.

Je me bornerai à un seul, le plus important de tous, celui qui me fournira les déductions les plus nombreuses et les plus pratiques, je veux parler de la division des dyspepsies.

Cependant, entre temps, il n'est peut-être pas inutile de rechercher le lien qui unit les dyspepsies essentielles et les altérations du sang, car, tout le monde le sait, dans la chlorose, dans la chloro-anémie et dans l'anémie, les troubles des fonctions digestives prennent place au premier rang des phénomènes morbides de ces affections, et d'autre part les troubles des fonctions digestives s'accompagnent presque toujours d'une diminution dans le nombre des globules rouges du sang.

Il n'est pas toujours aussi facile qu'on le pense de déterminer quels ont été les phénomènes initiateurs; tantôt le point de départ se trouve dans l'altération du sang, et tantôt dans les troubles de la digestion.

Dans le premier cas, on peut dire que l'appareil nerveux des voies digestives ne fait que subir, comme le système nerveux en général, l'influence de la maladie mère, si l'on peut ainsi parler, et que ses souffrances et ses troubles ne diffèrent pas de ceux qui se passent du côté d'autres organes, comme du côté du cœur par exemple.

Dans le second cas, au contraire, lorsque la scène débute par l'estomac, la nutrition, devenant insuffisante et mauvaise, amène fatalement un appauvrissement du sang, et ouvre cette série de phénomènes douloureux qui bien souvent accompagnent les dyspepsies.

Mais quel qu'ait été l'accident initiateur, les troubles des fonctions digestives et l'altération du sang marchent rarement séparés, et la présence des uns suffit, la plupart du temps, pour indiquer l'existence des autres.

Bien plus, outre que les deux affections s'engendrent mutuellement, elles s'entretiennent l'une et l'autre, et forment une sorte de cercle vicieux dans lequel la thérapeutique ne sait par où entrer.

Est-ce par le fer qu'elle contient, ou par les propriétés essentiellement apéritives qu'elle possède, que l'eau minérale de Pougues agit d'une manière si merveilleuse dans ces sortes d'affections?

D'après les éléments chimiques, le fer et l'iode, qui entrent dans la composition des eaux de Pougues, il semble que ces eaux doivent être spéciales pour le traitement des chloroses, des anémies et des scrofules.

Sans doute elles ont cette spécialité, mais elles l'empruntent à autre chose qu'au fer et à l'iode. Je ne veux pas dire par là que ces deux éléments ne jouent aucun rôle, mais je soutiens que ce rôle est secondaire, et qu'en ces occurrences le fer et l'iode remplissent l'office d'adjuvant et rien de plus.

Si le fer et l'iode étaient réellement les agents principaux de la médication des chloroses, des anémies et des scrofules, il vaudrait beaucoup mieux envoyer ces affections, les unes aux eaux exclusivement ferrugineuses, comme Spa, Forges, Bussang, etc., et les autres à des sources qui contiennent une plus forte proportion d'iode que les eaux de Pougues; et pourtant beaucoup de chloroses ne guérissent ni à Spa, ni à Forges, ni à Bussang, et trouvent à Pougues la guérison ou une grande amélioration.

Je ne parle point encore des circonstances accessoires qui, dans à peu près toutes les stations d'eaux, valent celles de Pougues; je n'entends m'expliquer que sur le mode d'action de l'eau minérale elle-même.

Par la présence de je ne sais quel principe minéralisateur, l'eau de Pougues possède une propriété qui fait rarement défaut, et qui me paraît être la base réelle sur laquelle doit reposer la spécialité de ces eaux dans les affections dont il s'agit ici.

Je veux parler de l'action des eaux de Pougues sur

les fonctions digestives, action tout à la fois apéritive et régulatrice de ces fonctions.

Grâce à cette double action, la nutrition est activée et assurée, et il suffit alors, pour compléter la médication, qu'un régime alimentaire convenable réponde à ces besoins.

Puis viennent les circonstances accessoires, telles que l'aération, l'insolation, les exercices du corps, etc., dont l'action, sans être aussi importante que celle de la nutrition, exerce cependant une influence qui peut aller, si elle est mauvaise, jusqu'à détruire les résultats d'une bonne nutrition, ainsi que je l'ai observé sur les enfants des hôpitaux de Nevers et de Paris.

Et maintenant, quel est le rôle du fer et de l'iode dans les maladies anémiques et scrofuleuses? A vrai dire, les eaux de Pougues renferment une très faible quantité de ces agents, puisque ni l'un ni l'autre de ceux-ci ne sont la caractéristique de ces eaux.

Mais en admettant même comme plus considérable la quantité de ces principes, pourrait-elle jamais être comparée aux masses énormes de fer et d'iode que, dans les villes, on donne, souvent sans succès, aux jeunes filles chlorotiques et aux enfants scrofuleux? Je ne plaide point ici l'inutilité de ces agents; loin de là, je les crois des adjuvants puissants, dans quelques cas même indispensables; mais je suis convaincu que ce ne sont que des auxiliaires utiles, et qu'il ne faut pas les placer au premier rang dans la médication par les eaux minérales de Pougues.

L'expérience m'a appris que, sous l'influence des eaux de Pougues, si l'appétit n'est pas éveillé, et si les digestions restent mauvaises, les chloroses, les anémies et les scrofules ne sont pas modifiées, et cependant les malades prennent la même quantité de fer et d'iode, et sont soumis, sans en bénéficier, aux meilleures conditions hygiéniques.

On objectera peut-être que, dans un mauvais état des fonctions digestives, le fer et l'iode ne sont pas absorbés, et ne peuvent, par conséquent, produire les bons résultats qu'ils amènent d'ordinaire.—Je le veux bien; mais il en faut toujours revenir à activer et à régulariser les fonctions digestives, modifications sans lesquelles la maladie reste stationnaire.

Je ne suis point exclusif : cette hypothèse, qui attribue au fer et à l'iode une influence plus considérable que celle que je leur accorde, vient encore à l'appui de mon sentiment, puisqu'elle admet que l'attention du médecin doit être primitivement et plus spécialement portée sur les fonctions digestives.

Quel est l'élément dont la présence dans l'eau de Pougues produit cette action excitante et régulatrice des fonctions digestrives? Est–ce le fer? est-ce l'iode? est–ce le bicarbonate de chaux? Je ne sais.

Si on considère que les eaux minérales, en dehors d'une action spéciale et bien déterminée par leur caractéristique dont nous connaissons les effets, comme le soufre dans les eaux sulfureuses contre les affections de la peau et des muqueuses aériennes, ou le bicarbonate de soude dans les eaux alcalines sur les globules rouges du sang, etc., etc.; si on considère, dis-je, que les eaux minérales, en dehors de cette action limitée, exercent dans une foule d'autres affections une influence heureuse dont aucun des éléments dont elles se composent ne peut nous rendre compte, on conviendra qu'il faut admettre une inconnue qui nous échappe, ou plutôt un principe thérapeutique résultant de l'ensemble de tous ces éléments, et qui se plie aux conditions. diverses des organismes qui y sont soumis. La chimie est une bonne et excellente chose dans l'étude des eaux minérales, mais ce serait se créer bien gratuitement de cruels déboires que de vouloir tout expliquer par elle.

Ayons donc le courage de notre ignorance, et, pour ce qui nous concerne plus particulièrement ici, disons ce que l'expérience a prouvé de tout temps, à savoir : que les eaux de Pougues sont apéritives et régulatrices des fonctions digestives; que la source de cette action ne saurait être raisonnablement imputée à tel agent plutôt qu'à tel autre; qu'il est plus juste de la chercher dans l'ensemble et dans l'union de ses principes constituants, et que cette double action est la base de la médication si souvent heureuse des eaux de Pougues employées contre la chlorose, l'anémie et la scrofule.

Mais venons au sujet principal de ce mémoire, dont la digression qu'on vient de lire n'est qu'un chapitre, et voyons de quelle manière les dyspepsies doivent être envisagées quand on se place au point de vue de la thérapeutique en général, et en particulier au point de vue des eaux minérales de Pougues.

Les physionomies si diverses et si nombreuses que présentent les dyspepsies sont-elles dues au hasard, et faut-il mettre dans le même cadre les douleurs gastralgiques des uns, les vomissements des autres, la boulimie de celui-ci, l'inappétence de celui-là, l'impossibilité de digestion et même d'ingestion de certains aliments que l'on rencontre ici, et la formation exagérée de gaz que l'on trouve ailleurs, etc.? Sont-ce là les manifestations d'un même état morbide, et, sans attacher d'importance à la variété de leurs physionomies, faut-il attaquer le mal, toujours identique à lui-même, par les mêmes moyens et par une médication constamment analogue?

A suivre cette voie, on se créerait de terribles mécomptes.

J'ai vu des malades, une entre autres, jeune fille de vingt-deux ans, qui nous avait été envoyée par M. Frémy, médecin des hôpitaux de Paris, qui ne put jamais supporter l'eau de Pougues, quelle qu'en fût la dose et quelle que fût l'altération que nous lui fissions subir en la mêlant avec du lait, du sirop, du vin, de la tisane, etc. D'autres malades la supportent, mais à la condition soit d'un *coupage approprié*, soit d'une dose minime; d'autres enfin n'en retirent bénéfice qu'à la suite d'un usage pour ainsi dire exagéré.

De plus, le traitement externe, adjuvant, si utile à la médication hydro-minérale, varie pour ainsi dire avec chaque malade. Tandis que la douche froide fera merveille chez l'un, elle aggravera tous les symptômes morbides chez l'autre; à celui-ci, convient le bain chaud, à celui-là, la douche de vapeur; ici, il faut la douche écossaise; là, un mélange méthodique de bain d'immersion, de douche froide, chaude ou de vapeur, etc.

Le régime alimentaire ne réclame pas une moindre variété que les pratiques hydrothérapiques : à l'un, viandes noires et rôties; à l'autre, viandes blanches, et plus particulièrement volailles; à celui-ci, régime exclusivement végétal; à celui-là, des consommés et des potages.

Toutes ces variétés que les dyspepsies présentent et dans leurs symptômes et dans les modes de traitement qui leur sont opposés, ne me paraissent tenir ni à cet état particulier des malades que l'on appelle *idiosyncrasie*, ni à ce caractère bizarre et changeant des affections nerveuses qui leur valut, de la part de Pomme, la qualification de protées, de maladies protéiformes.

Sur le terrain où nous sommes placé, c'est-à-dire sur le terrain de la thérapeutique par les eaux minérales de Pougues, il importe de ne pas se payer de vains mots, et de chercher à se reconnaître au milieu de tous les phénomènes mobiles que présentent les dyspepsies soit dans leurs symptômes, soit dans les moyens qui leur sont le plus heureusement opposés.

Je vais donc essayer d'exposer les déductions que j'ai tirées et de mes observations nombreuses, et de ma longue pratique à l'établissement hydro-minéral de Pougues.

De même que les sensations, dont Boerhaave a si bien décrit les modifications, toute fonction du système nerveux, qu'elle appartienne à la vie organique ou à la vie animale, est, en dehors de l'état normal et régulier, c'est-à-dire à l'état morbide, ou augmentée, ou diminuée, ou pervertie, ou abolie.

Éloignons ici l'abolition de la fonction qui, dans le cas qui nous occupe, entraînerait fatalement la mort, et appliquons à la fonction digestive, en ce qui concerne le système nerveux seulement, l'admirable division de Boerhaave, et nous aurons ainsi :

1° Des dyspepsies par surexcitation ;

.2° Des dyspepsies par subexcitation;

3° Des dyspepsies par perversion.

Grâce à cette distinction si simple, il va nous être facile de nous rendre compte des différences que j'ai signalées plus haut, soit dans la symptomatologie, soit dans le traitement des dyspepsies.

1° DYSPEPSIE PAR SUREXCITATION. — Cette forme de dyspepsie est surtout caractérisée par la douleur épigastrique au moment de la digestion. Elle présente divers degrés, depuis le simple spasme jusqu'à la douleur la plus intense, s'accompagnant de violents battements de cœur et de congestion de la face. Les malades redoutent les repas, parce qu'ils savent, par expérience, qu'ils sont le signal de leurs souffrances.

Il faut se garder de confondre, avec la gastralgie, cette forme de dyspepsie. Dans le premier cas, la douleur épigastrique arrive en dehors des repas, subit l'influence de la température, et obéit à toutes les causes occasionnelles des névralgies dont la gastralgie n'est qu'une variété. Dans la dyspepsie par surexcitation, la douleur épigastrique est constamment déterminée par la présence des aliments dans l'estomac, et elle cesse quand sa cause déterminante a disparu, soit par la digestion, soit par les vomissements.

On a ici affaire à une sorte d'irritation nerveuse, qui s'exaspère par le travail de la digestion.

Tant que ce travail n'est pas accompli, en supposant que les aliments ne soient pas rejetés au dehors, les malades sont en proie à une irritabilité excessive : l'estomac est le siége d'une douleur brûlante, la circulation est activée, le cœur bat fortement, la peau est sèche et chaude, il y a comme une sorte de fièvre ; la face se congestionne et le malade redoute à tout instant une attaque d'apoplexie ; le sommeil, le repos même sont impossibles ; il faut du mouvement et de l'air, qui rendent insupportable la vie en commun.

Que l'on se garde bien d'ordonner à ces malades les excitants et les toniques, que trop aveuglément on met dans le catalogue thérapeutique des dyspepsies ; ce serait, pour me servir de l'expression commune, jeter de l'huile sur le feu. De même, l'eau minérale de Pougues doit être ici employée avec la plus grande prudence ; je ne la donne jamais pure dans ces cas, mais coupée avec du lait, du sirop ou une boisson chaude ; la dose est faible au début, et ce n'est que progressivement que j'en augmente la quantité.

Comme hydrothérapie, la douche, soit froide, soit chaude, est, en thèse générale, nuisible dans ces cas ; je lui préfère de beaucoup le bain tiède prolongé, dont j'abaisse progressivement la température.

Cependant, la douche froide est quelquefois un puissant modificateur du système nerveux, et même, en ces circonstances, elle peut dévier du côté de la peau la surexcitation dont l'estomac est le siége. On ne doit donc point la proscrire d'une manière absolue ; mais avant d'y recourir on ne saurait trop interroger la susceptibilité du système nerveux, car, je le répète, en ces occasions, si la douche ne remplit pas le rôle de modificateur, elle aura à coup sûr celui d'énergique excitant, et, sous son influence, la dyspepsie sera singulièrement aggravée.

Le régime alimentaire, outre la qualité des aliments, est soumis à une condition nécessaire : il faut que le malade mange peu à la fois, et ne recommence qu'après la complète digestion des précédents aliments. Pour obéir à cette nécessité, sans laquelle la guérison est souvent impossible, les malades sont obligés de se contenter d'un consommé, d'un potage, d'une cuillerée de gelée, et de n'arriver que lentement à une nutrition plus abondante et plus substantielle.

Heureusement, l'eau de Pougues leur abrége considérablement ce temps d'épreuves, et lorsque la médication est instituée d'une manière méthodique et avec toutes les précautions qu'exige l'état du malade, cette forme de dyspepsie n'est ni plus rebelle, ni plus tenace que les autres formes, ainsi qu'on va le voir dans l'observation suivante, qui est un des types de la dyspepsie par surexcitation.

Dyspepsie par surexcitation datant de trois ans.— Guérison.

M. M. de B..., jeune homme de 26 ans, blond, d'un tempérament lymphatico-nerveux, est d'une famille où les affections nerveuses sont héréditaires. Sa sœur, d'après les symptômes qu'il m'a énumérés, serait atteinte d'hystérie, et son frère aîné aurait été soumis, pour une surexcitation nerveuse, à un traitement hydrothérapique dont il aurait éprouvé les plus funestes effets; aussi, la préoccupation principale du malade était que je ne le soumisse à une médication identique, et il me répétait sans cesse : « Oh ! surtout, ne me faites pas faire de l'hydrothérapie. »

Il pouvait se rassurer, l'exaltation de ses paroles et l'agitation de son corps indiquaient une surexcitation telle, qu'il ne pouvait venir à l'esprit de personne de recourir à des pratiques excitantes par elles-mêmes.

Je calmai donc ses craintes, et j'appris que depuis son enfance il était la victime de l'impressionnabilité la plus extrême. Cette impressionnabilité affectait tout son être : aussi bien la nature morale que la nature physique ; tout lui faisait terreur : un bruit inattendu

le faisait tressaillir, la vue inopinée d'un objet quelconque le jetait
dans l'épouvante, et toute nouvelle, bonne ou mauvaise, apportée
sans ménagement, lui donnait au cœur des battements qui le faisaient chanceler.

D'autre part, son corps était une sorte de thermomètre d'une
exquise sensibilité ; il était impressionné par le moindre change-
ment de température, il en avait même comme un pressentiment
prochain. La chaleur l'accablait, le froid l'engourdissait, et dans
les saisons mixtes il était le jouet du vent et des changements de
température qui suivent le lever et le coucher du soleil.

Comme on le voit, la vie de ce malheureux était un véritable
martyre, auquel, depuis quelques années, était venu s'ajouter un
supplice de plus.

Après ses repas, dont il redoutait singulièrement le retour, il
éprouvait à l'épigastre une douleur intolérable ; son cœur battait
fortement, sa face se congestionnait, et il lui semblait à tout instant qu'il allait être foudroyé par une attaque d'apoplexie ; sous
cette impression, ses idées s'exaltaient, revêtaient un caractère de
tristesse profonde, et le malheureux implorait la mort. La sensibilité générale participait à cet état d'exaltation et se faisait jour
par des pleurs et des plaintes qui recherchaient un confident. Que
de fois j'ai été témoin de ces scènes de désespoir, que je calmais
par des encouragements et d'amicales paroles !

Cet état durait depuis trois ans et empirait tous les jours davantage. Tous les symptômes, douleur épigastrique et surexcitation
générale, qui, primitivement, ne se montraient qu'une heure
après le repas, apparaissaient maintenant dès l'ingestion du premier aliment, et forçaient le malade à chercher, sinon du soulagement, du moins une diversion dans l'exercice et le grand air.
Jamais le malheureux n'avait vomi, et il lui fallait attendre, pour
retrouver un peu de calme, que l'aliment ingéré eût passé de l'estomac dans l'intestin.

La nature des aliments n'avait aucune influence sur l'apparition
des phénomènes ; c'était leur présence qui en déterminait l'explosion ; on eût dit la révolte de l'organe voulant se débarrasser d'un
corps étranger ; moins ce corps étranger était abondant, et moins
vives et moins longues étaient les douleurs ; aussi le malade, ins-
truit par l'expérience, ne prenait que des aliments demi-solides,

comme des potages, du tapioca surtout, et en très petites quantités à la fois.

Avec un pareil régime, suivi depuis plusieurs mois, la constitution s'altérait profondément, et l'état névropathique était loin d'être mis dans des conditions d'adoucissement.

Ce fut dans ces circonstances qu'il me fut envoyé à Pougues par le docteur X..., médecin de sa petite ville natale.

Je ne changeai d'abord rien au régime alimentaire, si l'on peut appeler de ce nom quelques cuillerées de tapioca que le malade prenait dans la journée ; mais je prescrivis deux fois par jour, le matin et le soir, un verre à bordeaux d'eau de Pougues coupée par moitié avec du lait chaud ; de plus, tous les jours, un bain avec de la gélatine, pendant une heure et demie.

Les premiers verres ne déterminèrent pas de douleur épigastrique ; le quatrième jour, le tapioca fut mieux supporté et la dose put être augmentée ; j'élevai aussi progressivement la quantité de l'eau minérale, c'est-à-dire le nombre de verres à bordeaux qu'il fallait absorber, le coupage avec le lait restant le même.

Le douzième ou le treizième jour du traitement, alors que le nombre des verres à bordeaux avait été porté à quatre le matin et quatre le soir, le malade put, sans trop de fatigue, manger un peu de blanc de volaille ; cependant, l'excitation générale et la congestion de la face persistaient toujours, et l'on sentait qu'au moment de la digestion la nature faisait d'immenses efforts pour lutter contre la révolte de l'estomac. Mais peu à peu cette révolte s'apaisa, et au bout d'un mois le malade pouvait, sans trop de fatigue, manger et digérer des aliments solides.

Une seule fois, et encore vers la fin du traitement, dans l'espoir de relever plus rapidement les forces, je tentai une douche, mais l'excitation qui en fut immédiatement la suite me ramena à une circonspection dont la théorie et l'expérience n'auraient pas dû me faire sortir.

Dans ces conditions, je le répète, il faut apporter la plus grande circonspection dans la boisson de l'eau minérale et comme pratique extérieure, et en thèse générale, ne recourir qu'au bain, auquel, pour contrebalancer l'action trop excitante de l'eau minérale, on fait ajouter du son ou de la gélatine.

2° DYSPEPSIE PAR SUBEXCITATION. — Cette forme de dyspepsie est à la fois la plus commune et la moins rebelle au traitement par les eaux minérales de Pougues. Elle s'accompagne toujours d'une anémie plus ou moins prononcée, et c'est elle qui forme le cortége le plus habituel de la chlorose. Rarement elle détermine de la douleur à l'estomac et plus rarement encore des vomissements; c'est l'alanguissement de l'estomac qui n'a plus assez de force et de vitalité pour accomplir la fonction qui lui est dévolue. Aussi le principal symptôme de cette forme de dyspepsie est le séjour prolongé du bol alimentaire dans la poche stomacale, où il produit l'effet d'un poids, d'une gêne qui met un temps quelquefois très long à se dissiper : pendant ce laborieux travail de digestion, le malade est lourd, inquiet, tracassé; il éprouve à la région de l'estomac une pesanteur qui le fatigue plus encore qu'elle ne le fait souffrir; il ne peut rester en place : le mouvement l'irrite, la position horizontale l'énerve; le travail est impossible, et toute contention d'esprit est distraite par la gêne de l'estomac.

Cet état misérable dure parfois très longtemps, et, chez quelques malades, il est entretenu par la succession des repas; la vie de famille a des exigences dont les malades ne savent ou ne peuvent pas toujours s'affranchir, car, pour ne point déranger la régularité et l'exactitude des heures convenues, ils se mettent à table alors que leur précédent repas n'est point encore digéré. — Je dirai tout à l'heure l'importance que, dans le traitement, il faut attacher à cette partie de l'hygiène.

Quelquefois, mais je le répète, c'est là la très grande exception, le vomissement vient au secours du malade et le débarrasse de la surcharge stomacale; le malade est en effet immédiatement soulagé, mais cet adoucissement ne doit point être pris en bonne part, car le moyen qui l'amène prouve que la nature est insuffisante pour vaincre l'inertie de l'estomac.

Dans tous les cas, le bol alimentaire n'est point assez massé par les faibles contractions de l'organe digestif ni assez complétement imprégné par les sucs gastriques, dont la sécrétion est considérablement diminuée par suite d'une excitation insuffisante.

C'est dans ces cas que M. Corvisart avait proposé de suppléer à l'insuffisance de la sécrétion des sucs gastriques, en donnant au malade de la pepsine en nature, s'efforçant d'accomplir d'une manière artificielle, pour ainsi dire, l'acte de la digestion, c'est-à-dire la transformation des matières albuminoïdes en albuminose. Ce procédé, pour le dire en passant, ne peut constituer qu'un expédient momentané; car, si favorable qu'il puisse être sur l'acte de la digestion, il est sans influence sur la cause de l'insuffisante sécrétion des sucs gastriques, et, partant, sur la maladie qu'il s'agit de combattre.

Sous ce rapport, les eaux minérales de Pougues répondent à une indication beaucoup plus précise : elles vont réveiller la vitalité stomacale, exciter la muqueuse engourdie, activer la circulation des vaisseaux qui rampent sous elle, et par suite augmenter la sécrétion des sucs gastriques.

Sous cette influence, la masse alimentaire, mieux malaxée et mieux imprégnée, cède à l'absorption, devenue plus puissante, des matériaux plus nutritifs, et bientôt, en dehors même de l'action excitante des eaux minérales, l'estomac prend sa part de la vitalité générale dont l'énergie s'est accrue sous l'empire d'une meilleure assimilation.

De plus, le fer contenu dans les eaux de Pougues contribue, à son tour alors, à la reconstitution de l'économie, qui, s'alimentant ainsi à une double source, a bientôt rétabli l'équilibre qu'avait rompu une vicieuse nutrition.

La réalisation de ce résultat est singulièrement favorisée par deux conditions qui, bien qu'accessoires, me paraissent tenir une grande place dans le traitement :

Je veux parler de l'eau froide à l'extérieur et de l'hygiène des repas, dont, plus haut, j'ai déjà dit quelques mots.

L'usage de l'eau froide à l'extérieur, principalement sous forme de douches, répond à une double indication : 1° indication fortifiante et tonique ; 2° indication modificatrice des fonctions de la peau.

La première indication est un corollaire de la médication elle-même, puisque cette médication est fortifiante et tonique ;

La seconde indication ressort de cette loi générale que, dans l'économie animale, aucune fonction n'est isolée des autres, et que le bon ou le mauvais fonctionnement de l'une tient souvent au bon ou mauvais fonctionnement de quelque autre.

A ce point de vue, les sympathies les plus intimes existent entre les fonctions de l'estomac et celles de la peau, sympathies qu'expliquerait une analogie de texture, si l'on ne savait que, tandis que l'estomac absorbe, la peau excrète, et que, pour la bonne harmonie, il doit y avoir équilibre entre les absorptions et les excrétions.

L'usage de l'eau froide à l'extérieur, surtout sous forme de douches, a donc pour but d'exciter la fonction cutanée concurremment avec l'excitation de la muqueuse digestive et la faire ainsi concourir au rétablissement de l'équilibre dont je parlais plus haut.

L'expérience a sanctionné ces vues de la théorie, et toujours, sauf les exceptions déterminées par un état particulier de l'enveloppe cutanée, le succès a couronné cette pratique.

A mon avis, la douche froide est donc l'auxiliaire obligé de l'eau minérale de Pougues dans le traitement de la dyspepsie par subexcitation, et sans elle les guérisons seraient par moitié ou insuffisantes, ou incomplètes.

L'hygiène des repas et le régime alimentaire jouent, l'un et l'autre, un rôle qu'il faut bien se garder de négliger.

D'après ce que j'ai dit plus haut, je n'insisterai pas longtemps sur la nécessité de laisser l'estomac se débarrasser complétement des aliments déjà ingérés, avant de le surcharger de nouveau. Sous ce rapport, rien n'est fixe : la durée de ces digestions pénibles varie de quatre à vingt-quatre heures ; comme on le voit, la marge est large, et seul le malade est juge de l'opportunité d'un nouveau repas ; il faut l'instruire de la règle à laquelle il doit obéir, et la lui imposer comme une loi absolument nécessaire.

Quant au régime, on l'a deviné d'avance : il doit être reconstituant et se composer surtout de viandes noires et rôties qui, outre leurs qualités éminemment nutritives, ont aussi la propriété, et on le conçoit sans peine, d'être d'une digestion moins difficile et plus rapide.

Mais c'est trop nous étendre sur un sujet connu, et il est temps d'arriver à la partie la plus difficile de ma tâche, à la dyspepsie par perversion.

3° DYSPEPSIE PAR PERVERSION.—Cette forme de dyspepsie doit être divisée en deux ordres :

1° Celui où la perversion s'adresse aux aptitudes digestives ;

2° Celui où la perversion atteint les conditions mêmes de la digestion.

Dans le premier cas nous avons :

a. La perversion du goût ;

b. La perversion de l'aptitude stomacale.

Dans le second cas nous trouvons :

c. La dyspepsie salivaire, ou perversion de la sécrétion de la salive ;

d. La dyspepsie acide, ou perversion de la sécrétion de l'acide lactique ;

e. La dyspepsie flatulente, ou perversion de la faculté gazéiforme du tube digestif.

Comme on le voit, on retrouve ici la plus grande partie des divisions admises par les auteurs ; seulement j'ai pris soin de les distinguer des autres formes avec lesquelles il est si facile de les confondre, parce que, dans la pratique, ni les unes ni les autres ne se présentent avec cette netteté et cette précision que j'ai signalées dans mes divisions.

Sous ce rapport, il existe plusieurs causes d'erreur ou de confusion : d'abord, une dyspepsie, qui a débuté sous une forme, se transfigure parfois et revêt même diverses physionomies dans un temps quelquefois très court. Ensuite, comme on le verra tout-à-l'heure, la perversion se présente avec le caractère de la surexcitation ou de la subexcitation, et peut jeter le doute sur la source véritable de l'affection.

Heureusement, au point de vue de la thérapeutique spéciale qui nous occupe, cette confusion ne peut entraîner un dommage bien grand ; car, à moins de manquer des premières notions de la médication hydro-minérale, il suffit d'un examen superficiel pour savoir s'il faut ou calmer ou surexciter l'état de l'organisme.

En cette circonstance, comme en beaucoup d'autres de la pratique médicale, il faut laisser au tact et à l'expérience du médecin une latitude qu'aucune description ne pourrait lui donner, car on l'a dit depuis longtemps, et cette vérité est surtout applicable dans la thérapeutique thermale, rien ne vaut dans la pratique médicale l'observation et l'habitude des malades.

Quoi qu'il en soit, je reviens aux divisions que j'ai admises plus haut de la dyspepsie par perversion.

a. Dyspepsie par perversion du goût. — Cette variété de dyspepsie est excessivement commune, et trouve son type dans la chlorose. Tout le monde sait, en effet, à quelle dépravation le goût des chlorotiques est quelquefois porté. Leur prédilection pour le vinaigre, pour les crudités de toutes sortes est la règle ; mais, dans d'autres circonstances, cette prédilection s'adresse tantôt au plâtre, tantôt à la terre, et bien souvent au charbon. Une répugnance pour les mets ordinaires est extrême ; presque toujours les médecins et les parents ont une lutte terrible à soutenir pour faire manger aux malades des potages et de la viande ; si la répugnance est d'abord surmontée, elle ne tarde pas à devenir plus résistante, et les malades trouvent mille moyens pour se soustraire à la surveillance dont ils sont l'objet, et pour s'abandonner de nouveau au penchant qui les entraîne.

Cette perversion du goût est assez souvent indépendante de la perversion de l'estomac dont je vais tout à l'heure parler, car les aliments repoussés par les malades, une fois ingérés, ne déterminent ni pesanteur, ni douleur, ni vomissement ; ce n'est point à dire que les deux perversions ne peuvent marcher en même temps, mais cette coexistence est alors une complication et ne constitue pas la règle.

S'il était possible de laisser les malades à la dépravation de leur goût, cet état n'aurait généralement rien de pénible ; mais l'organisme se révolte bientôt contre la nutrition étrange qu'on lui impose, et devant son dépérissement et le trouble de toutes les fonctions, la médecine est obligée d'intervenir et d'imposer une hygiène plus rationnelle, mais en même temps source de douleurs pour les malades.

Ces douleurs ne sont point imaginaires, comme on pourrait le croire : chez ces malheureux, au moment où on leur impose le supplice d'un mets raisonnable, leur bouche se sèche, devient brûlante ; quelquefois, au contraire, la sécrétion salivaire est augmentée, et leur bouche se remplit d'une salive âcre et chaude ; la gorge se resserre, ils font des efforts inouïs de déglutition ; ils tournent et retournent mille fois les aliments dans la bouche, *ils mâchonnent*, comme on dit, et ce n'est qu'à la suite de toutes sortes d'efforts qu'ils parviennent à avaler l'aliment qui leur répugne.

Cette répugnance peut s'adresser à un seul aliment comme à un très grand nombre ; chez les chlorotiques, la répugnance s'adresse plus spécialement à la viande ; j'ai vu des malades dont la bouche devenait sèche et aride à la seule vue du poisson ; celui-ci ne peut sentir tel légume, celui-là repousse les œufs.

Ces répugnances sont quelquefois naturelles, et alors elles rentrent dans ce qu'on appelle les idiosyncrasies ; elles constituent des singularités, mais non point des états morbides contre lesquels la médecine puisse heureusement intervenir.

Mais bien souvent ces répugnances sont acquises et accompagnent, comme chez les chlorotiques, un état pathologique dont elles subissent toutes les phases.

C'est alors, qu'elles soient un épiphénomène d'un état général ou un des phénomènes caractéristiques de la dyspepsie, c'est alors qu'elles sont tributaires des eaux de Pougues, et que les malades peuvent espérer rentrer dans les habitudes normales de la vie.

Je n'ai point à parler ici de la perversion du goût comme épiphénomène de la chlorose, ce sujet trouvant ailleurs sa place ; mais seulement de la perversion du goût comme trouble digestif essentiel, c'est-à-dire comme une des formes de la dyspepsie.

Sur ce point, et en nous plaçant sur le terrain de la thérapeutique, par les eaux minérales de Pougues, il est impossible de poser une règle générale, ainsi que je l'ai fait pour les dyspepsies asthéniques et sthéniques, car toutes les indications se tirent des habitudes, des antécédents, de la constitution et du tempérament des malades.

Cette latitude laissée au tact et à l'expérience du médecin, nous allons la retrouver dans presque toutes les variétés de la dyspepsie par perversion, car, si ce n'est dans quelques circonstances exceptionnelles, l'affection est, si je puis ainsi dire, complétement localisée, et n'a qu'un faible retentissement sur l'ensemble du système nerveux ou sur les fonctions générales de l'organisme.

Les indications sont donc toutes individuelles, et en cette occurrence le médecin doit moins être savant que praticien, j'allais dire qu'artiste.

b. Dyspepsie par perversion des aptitudes de l'estomac. — Cette variété de dyspepsie est caractérisée par la bizarrerie de la digestion, si je puis ainsi dire.

Cette bizarrerie revêt deux formes : Dans le premier cas, le besoin de manger se fait sentir d'une manière impérieuse et à des heures insolites ; c'est la boulimie ; dans le second cas, l'estomac éprouve une répugnance extrême à digérer certains aliments, alors qu'il se montre docile à la digestion des autres.

Dans la première forme, la boulimie est souvent le seul symptôme de la dyspepsie ; les malades sont pris alors d'un impérieux besoin de manger qui, s'il n'est point contenté, donne naissance à des douleurs véritables ; j'ai connu un malade, grand pêcheur à la ligne, qui ne partait jamais pour ses excursions sans être muni d'un poulet rôti ; précaution qu'il observait la nuit en plaçant sur sa table un grand morceau de viande froide. L'appétit n'est pas toujours à ce point vorace, et, bien souvent, quelques cuillerées de bouillon, une bouchée de pain ou une tablette de chocolat suffisent pour apaiser l'estomac ; d'autres fois, la boulimie entre dans le cortége d'une autre forme de dyspepsie et grossit, par sa présence, le nombre des autres symptômes, tels que douleurs, pesanteurs épigastriques, flatulence, etc., etc.

Dans la seconde forme, caractérisée par la répugnance de l'estomac à digérer certains aliments, cette répugnance peut s'adresser à la nature de l'aliment comme à la température ou à toute autre condition de son ingestion.

L'estomac dénonce sa répugnance soit en rejetant l'aliment qui en est l'objet, soit en mettant à sa digestion une lenteur et un état de souffrance qui sont le supplice du malade.

Le vomissement est la ressource la plus ordinaire de l'estomac, et c'est dans cette variété de dyspepsie que cet accident constitue presque la règle.

L'époque à laquelle le vomissement se produit n'a rien de fixe. Quelquefois l'aliment est rejeté immédiatement après son ingestion ; quelquefois, au contraire, un commencement de digestion a lieu, et on dirait que l'estomac ne se décide à rejeter l'aliment qu'après avoir constaté l'impossibilité d'en supporter la présence.

Ainsi que je l'ai dit plus haut, cette répugnance de l'estomac s'accompagne quelquefois de la répugnance du goût ; mais, je le répète, cette coexistence est l'exception, et en règle générale les malades aiment les aliments que leur estomac ne peut supporter, contradiction qui augmente leurs souffrances, comme on va le voir dans les deux observations que je vais rapporter de cette variété de dyspepsie, et qui mieux que toute description compléteront le tableau que j'avais à en faire.

Dyspepsie datant de 10 ans. — Vomissements et douleurs déterminés par l'ingestion de certains aliments. — Guérison.

M. X..., créole, avait, jusqu'à l'âge de 31 ans, joui d'une bonne santé; à la suite d'abondantes émissions sanguines locales, appliquées à combattre une gastrite, avec un enthousiasme par trop exagéré du système de Broussais, il vit son appétit devenir capricieux, ses digestions mauvaises et douloureuses, surtout à la suite de l'ingestion de légumes ou d'œufs.

Ces sortes d'aliments produisaient même une véritable crise nerveuse, au point que le malade ne prononçait qu'en tremblant le nom de certains légumes.

Les autres aliments, sans produire une si violente commotion, étaient cependant pour le malade, au moment de leur digestion, la source de malaises, de fatigues et quelquefois même de souffrances qui lui rendaient la vie insupportable et lui firent entreprendre, dans l'espérance de se guérir, le voyage de France.

MM. Bouillaud et Blache l'envoyèrent à Pougues.

Aux symptômes généraux de la dyspepsie et à l'impossibilité d'ingérer les légumes et les œufs, ainsi que je l'ai dit plus haut, se joignaient les symptômes les plus prononcés de l'anémie et de l'hypocondrie, et au premier rang de toutes les affections dont le malade se croyait atteint, il plaçait un anévrisme du cœur, pour lequel il avait consulté M. Bouillaud.

Notre illustre maître ne s'en était pas laissé imposer par le dire du malade, et, avec ce tact qui le caractérise, il avait facilement mis sur le compte de l'anémie les troubles dont le malade se plaignait du côté du cœur. Ces troubles, loin d'être une contre-indication à l'usage des eaux de Pougues, lui parurent au contraire réclamer cette médication, qui devait en même temps combattre la dyspepsie, source première de tous les désordres.

Dès son arrivée, le malade fut mis à la boisson de l'eau minérale, à la dose de deux verres le matin et le soir, et aux douches froides sur tout le corps, répétées deux fois par jour.

Un mieux sensible ne tarda pas à se faire sentir, surtout du côté du moral ; la maladie du cœur était ce qui le préoccupait le plus, et sous ce rapport il redoutait les douches, auxquelles il ne se soumit qu'en tremblant ; mais quand par expérience il n'eut plus à redouter les effets des douches, il commença à douter de l'existence de son anévrisme et à reconnaître que M. Bouillaud pouvait avoir eu raison.

D'un autre côté, l s fonctions digestives paraissaient se régulariser, et en même temps les forces générales commençaient à revenir. Cependant, malgré tous ces heureux présages, le malade ne comptait pas encore sur sa guérison, et il redoutait toujours l'épreuve décisive et fatale, celle de la digestion des légumes et des œufs.

Le jour de l'épreuve arriva enfin, ce fut le vingt-cinquième du traitement. La tentative fut faite avec des petits pois au jus, et réussit complétement. Le lendemain, ce fut le tour des épinards, et celui des œufs arriva ensuite.

Il est impossible de décrire le ravissement du malade, qui, à toute personne qu'il rencontrait, faisait le menu de son repas.

Pour assurer une guérison si inattendue, je crus devoir prolonger pendant un mois et demi le séjour du malade à Pougues, non pas tant à cause de la dyspepsie que par rapport à l'anémie, dont je craignais le retour au milieu de toutes les causes d'énervement qu'un étranger rencontre à Paris.

Les douches froides et les bains d'immersion, secondés par une bonne nutrition et par les excellentes conditions hygiéniques qui se rencontrent dans la campagne de Pougues, amenèrent dans ce court espace de temps un rétablissement complet, qui ne s'est pas démenti pendant tout l'hiver, que le malade a passé à Paris, où je le voyais assez souvent.

Comme on le voit, la répugnance de l'estomac s'adressait ici aux œufs et aux légumes ; dans l'observa-

tion qui va suivre, cette répugnance prendra sa source
dans la température de l'aliment ingéré, liquide ou solide.

Dyspepsie datant de 17 ans; gastralgie exaspérée par l'ingestion
de boissons ou de mets froids. — Guérison rapide.

Mme H..., de Lisbonne, fut envoyée à Pougues par M. Trousseau.
C'était une femme de 50 ans, d'un tempérament lymphatico-nerveux et d'une constitution délabrée par les troubles des fonctions
digestives, dont l'origine remontait à 17 ans, et par des pertes
abondantes, qui se sont produites à l'âge critique.

Les troubles fonctionnels de l'appareil digestif se traduisaient
par l'inappétence et par la perversion du goût; par des digestions
lentes et difficiles; par une somnolence invincible après chaque
repas, et, comme dans la majorité des dyspepsies, par une constipation opiniâtre.

Les accès gastralgiques ne se faisaient pas fatalement sentir après
chaque repas; le travail de la digestion n'avait qu'une faible influence sur eux, mais l'ingestion de substances froides, liquides
ou solides, déterminait toujours des crises excessivement douloureuses, et dont l'intensité amenait quelquefois même une attaque
de nerfs générale.

Quand la malade apprit que les eaux auxquelles son médecin
l'avait envoyée étaient froides, elle tomba dans une colère rouge,
que nous eûmes beaucoup de peine à calmer. Elle voulait repartir
immédiatement, ne voulant pas, disait-elle, recommencer une
expérience qu'elle avait déjà faite cent fois.

Par de douces et engageantes paroles, et aidé par les sollicitations du mari, je la décidai à essayer pendant quelques jours la
médication prescrite, en ayant soin d'élever la température de
l'eau minérale au moyen d'un liquide chaud dont elle pourrait, à
son gré, varier les degrés. Grâce à cet expédient, elle consentit à
faire usage des eaux de Pougues.

J'éprouve ici un certain embarras, et je crains que mon récit ne
soit maintenant taxé d'exagération; cependant le fait s'est passé
sous mes yeux, et je puis en garantir la complète authenticité.
J'avais recommandé à la malade d'abaisser progressivement la

température du liquide adjuvant, et d'arriver ainsi, par degrés, à ce qu'elle considérait comme la chose la plus impossible du monde, c'est-à-dire l'ingestion d'un liquide froid.

Le premier verre bu était coupé par moitié avec de l'eau bouillante; une demi-heure après, aucun phénomène douloureux ne s'étant produit, un second verre, moins échauffé que le premier, fut absorbé, et l'innocuité continuant, la malade arriva ainsi à boire dans la journée quatre verres de plus en plus refroidis; et le lendemain, faut-il le dire? elle plongeait elle-même son verre dans la fontaine, et buvait, sans le secours d'aucun adjuvant, le liquide, dont la température est à peine de 12° centig.

Tous les autres phénomènes dyspepsiques ou gastralgiques disparurent aussi rapidement que celui sur lequel je me suis appesanti, et aucun trouble ne se montra du côté des voies digestives pendant tout le temps que la malade resta à Pougues.

En nous quittant, elle rentra à Lisbonne, et ne l'ayant pas revue, je ne saurais dire si cette guérison merveilleuse s'est soutenue. — Pour compléter l'observation, je devrais ajouter que les phénomènes anémiques se modifièrent rapidement aussi sous l'influence de douches froides administrées deux fois par jour, et surtout sous l'influence d'une meilleure alimentation, amenée, grâce à l'eau de Pougues, par la cessation des troubles fonctionnels des voies digestives. Mais mon attention a dû se fixer sur ce caractère bizarre que présentait cette dyspepsie, et réserver pour une autre place l'étude de l'anémie, dont les observations ne manquent pas.

c. Dyspepsie salivaire. — Cette variété de la dyspepsie par perversion se présente sous trois formes : tantôt la sécrétion salivaire est augmentée à l'excès, tantôt cette même sécrétion est considérablement diminuée et même abolie, tantôt elle revêt un caractère d'acidité très remarquable.

Quelle que soit la forme qu'elle affecte, cette dyspepsie est essentiellement insupportable aux malades; c'est que cet état de la cavité buccale, s'il s'aggrave au moment de la digestion, est à peu près continuel, à divers degrés, il est vrai, mais ne cesse jamais de se faire sentir.

Quand l'affection est marquée par l'augmentation de la sécrétion de la salive, les malades ont constamment la bouche remplie par un liquide clair et visqueux, qu'ils rejettent à tout propos et hors de propos ; l'émission de la parole accroît encore cette sécrétion, et les malheureux qui en sont atteints, redoutant la moindre conversation, se condamnent presque à un mutisme complet. Le moment de la digestion est l'épreuve la plus pénible ; la salive devient alors aussi abondante que dans les cas de stomatite mercurielle. J'ai connu un malade qui avait l'habitude de faire la sieste après son déjeuner, et qui était obligé de placer sur son oreiller une toile cirée faisant rigole pour l'écoulement de la salive qui, pendant la digestion, s'échappait de sa bouche.

L'aridité de la cavité buccale n'est pas moins désagréable que son extrême imprégnation. La langue tourne et parcourt tous les recoins de la cavité comme pour chercher un peu d'humidité, et produit un bruit particulier, que l'on n'oublie jamais quand on l'a une fois entendu. La soif n'est pas plus intense que dans l'état ordinaire, et les liquides passent sur la muqueuse desséchée comme sur une surface couverte de vernis, c'est-à-dire sans l'humecter. Cette sensation, particulièrement désagréable, augmente encore au moment de la digestion, et j'ai vu des malades ne pouvoir la supporter qu'en maintenant un morceau de glace dans la bouche. Ils reconnaissaient eux-mêmes qu'après l'emploi de cet expédient leur affection n'était point diminuée, et que leur imagination, bien mieux que le remède, avait fait les frais de la médication.

L'acidité de la salive se présente aussi fréquemment que son extrême abondance ou que sa grande diminution ; dans ce cas, le liquide sécrété varie peu dans sa quantité, il n'est modifié que dans sa nature ; en effet, la sensation acide éprouvée par le malade n'est point imaginaire, car la salive, soumise à l'épreuve du papier de tournesol, donne une réaction acide des plus manifestes.

Ces divers états, ainsi que je l'ai dit plus haut, se présentent à des degrés différents : à peine sensibles chez quelques personnes, ils prennent chez d'autres la plus grande intensité. Souvent ils constituent à eux seuls toute la maladie, mais quelquefois aussi ils s'accompagnent de digestions longues, difficiles, laborieuses, ou de développement de gaz insipides ou acides ; c'est une complication ou plutôt le mélange et la confusion de plusieurs formes de dyspepsies.

Rien n'est plus ordinaire que cette coexistence, ainsi que je l'ai dit précédemment.

La médication hydro-minérale ne suit ici aucune règle fixe, comme, d'ailleurs, dans toutes les dyspepsies par perversion. C'est au médecin à tirer ses indications de l'examen et de l'interrogatoire du malade. Je n'y insisterai donc pas davantage.

d. Dyspepsie acide. — Tandis que dans une des variétés de la dyspepsie salivaire, l'acidité n'atteignait que la salive, dans la forme de dyspepsie que j'examine à présent, les aigreurs se forment dans l'estomac même pendant la digestion, et arrivent au goût, soit par suite de l'expulsion de gaz, soit, de proche en proche, par la seule continuité des tissus.

Sans recourir à des explications chimiques dont on serait fort embarrassé de fournir la preuve, je crois que l'existence de cette suracidité est due à la modification que, dans cet état morbide, subit la vitalité de l'estomac, et dont la conséquence est la formation d'une quantité plus considérable d'acide lactique; je ne pense pas que les aliments ingérés, subissant une espèce de fermentation ou toute autre action chimique, tournent à l'aigre, comme on dit, et fournissent les matériaux nécessaires à cette acidité. J'appuie cette opinion sur les expériences suivantes que j'ai faites plusieurs fois.

Parmi les matières que vomissent les malades, il en est qui, par le peu de temps qu'elles ont séjourné dans l'estomac, n'ont encore subi aucune modification; elles sont intactes de toute action digestive et se reconnaissent sans peine; cependant, elles ont une odeur acide très prononcée, et le papier de tournesol, promené sur elles, ne laisse aucun doute sur l'existence de ce caractère. Évidemment, on ne peut pas dire que ces matières aient subi une action vitale, et, partant, chimique de la part de l'estomac; le peu de temps qu'elles ont séjourné dans cet organe, s'il a été incapable de les métamorphoser, a suffi pour les imprégner du suc gastrique et plus particulièrement de l'élément acide qui s'y trouve en plus grande abondance. Et la preuve que l'on n'a affaire ici qu'à une simple imprégnation, c'est que par un lavage à grande eau on enlève facilement aux matières vomies l'odeur acide que l'estomac leur a communiquée.

Je ne veux pas dire qu'aucun aliment ne puisse subir une transformation acide ; mais je suis convaincu que l'imprégnation est la règle, et que la transformation n'est qu'une circonstance accidentelle.

La distinction que je cherche à établir n'est pas sans importance, car si l'on admet une action chimique opérée sur les aliments, il suffira de noter les aliments qui subissent plus ou moins facilement cette action, et de les éloigner de la nourriture du malade pour prévenir ses accès de dyspepsie acide.

Si, au contraire, l'existence de l'acidité tient à une vicieuse sécrétion des sucs gastriques, il faudra s'adresser à la vitalité de l'organe, en modifier le mode d'action, et faire, en un mot, ce que font les eaux minérales de Pougues, c'est-à-dire ne pas confondre la cause avec l'effet.

Quoi qu'il en soit, les gaz expulsés de l'estomac ont toujours une odeur et une saveur désagréables. « Assez souvent, dit M. Nonat, ces renvois consistent dans des aigreurs, dans des vomituritions de matières, tantôt exclusivement liquides, tantôt mixtes et renfermant des parcelles d'aliments, matières qui produisent à la gorge une sensation de chaleur et d'âcreté insupportables. Le plus ordinairement, ces renvois s'effectuent sans violence, sans efforts, et se répètent pendant un temps plus ou moins long ; mais quelquefois les malades sont pris de nausées et même de vomissements. »

Je n'insiste pas davantage sur cette forme de dyspepsie, qui est cependant assez commune, parce que nous en retrouverons quelques caractères dans la dernière variété qui me reste à étudier, la dyspepsie flatulente.

e. **Dyspepsie flatulente.** — Dans l'état normal, les intestins dégagent des gaz du travail de la digestion, et ces gaz sont expulsés soit isolément, soit avec les matières fécales. La quantité de ces gaz varie selon les aliments ; tout le monde sait, en effet, que les farineux, par exemple, favorisent leur éclosion ; mais, en dehors de ces circonstances, il y a des dispositions particulières, des idiosyncrasies, pour ainsi dire, qui tendraient à faire admettre des constitutions venteuses ou flatulentes : tant que les manifestations de cette idiosyncrasie sont contenues dans certaines limites, le mal n'est pas grand ; mais il est rare que les gaz ne finissent pas par remonter jusqu'à l'estomac et y déterminer un état de malaise qui constitue précisément la variété de dyspepsie qui fait le sujet de cet article.

La quantité de gaz qui s'accumule dans les intestins et l'estomac est extrêmement variable : depuis quelques renvois jusqu'au ballonnement complet du ventre, on peut observer tous les degrés.

Dans sa moindre expression, la maladie est constituée par la présence de quelques gaz dans l'estomac au moment de la digestion, lesquels sont expulsés plus ou moins facilement, par en haut ou par en bas.

Ces gaz sont presque toujours insipides ; mais, dans quelques circonstances, ils sont acides, et aigrissent alors, comme on dit, l'haleine du malade. Dans ce dernier cas, on se trouve en présence d'une dyspepsie tout à la fois acide et flatulente.

Dans les limites extrêmes de l'affection, les malades sont soumis à un véritable supplice : les gaz qui remplissent le tube digestif exercent une violente pression sur les organes voisins ; à travers le diaphragme, ils compriment la base des poumons, et rendent, par ainsi, la respiration pénible et difficile. La circulation, gênée sur plusieurs points, laisse la face se congestionner par les efforts de la respiration, et ne porte plus le sang aux membres inférieurs, qui se trouvent ainsi privés de chaleur ; la bile, retenue dans la vésicule, ne vient plus humecter les détritus de la digestion, et ces détritus, s'amoncelant dans l'intestin, opposent un obstacle à la sortie des gaz, et, par ainsi, augmentent encore et entretiennent la cause de tous ces troubles graves.

Le travail de la digestion est ordinairement le signal de cette explosion de gaz ; leur expulsion est, ainsi que je l'ai dit, plus ou moins facile, et conséquemment les souffrances des malades sont plus ou moins intenses et prolongées.

Quelquefois la production des gaz ne se fait pas après chaque repas ; elle a lieu, pour ainsi dire, par crise ; les malades passent un temps plus ou moins long dans l'état le plus parfait ; puis, sans cause connue, sans qu'il soit possible d'en accuser une circonstance plutôt qu'une autre, le ventre se ballonne, l'estomac se gonfle, et alors se déroulent, avec une grande intensité, tous les phénomènes douloureux que j'ai notés tout à l'heure du côté de la respiration, de la circulation du sang et de la bile, etc., etc. La durée de la crise n'a rien de fixe, pas plus que son intensité. Je dirai plus bas, en rapportant un exemple de cette variété de dyspepsie flatulente, quels sont les moyens qui me paraissent les plus efficaces pour en abréger le cours.

Dans d'autres cas enfin, et ceux-ci sont les plus pé-

nibles, la production des gaz est continue; le travail
de la digestion l'augmente bien, il est vrai; mais,
quoique moins active, en dehors de ce travail, elle se
fait sans interruption, et plonge alors les malades dans
des souffrances atroces, qui leur font vivement désirer
la mort. J'ai vu, à Pougues, un de ces infortunés; le
souvenir de ses douleurs m'impressionne encore si
vivement, que j'en veux faire le récit.

C'est par ces deux observations que je vais clore ce
travail déjà trop long.

*Dyspepsie flatulente, datant de quinze ans, et se montrant par
crises.*

M. F. de J..., âgé de soixante-treize ans, d'un tempérament nerveux très irritable, et d'une excellente constitution, n'a, dans sa vie,
commis que des excès de femmes. Il a mené à Paris l'existence
d'un homme riche, c'est-à-dire consacrant aux spectacles et aux
nécessités du monde la plus grande partie de ses nuits. Ses habitudes n'avaient point altéré sa constitution; elles n'avaient fait
qu'augmenter sa susceptibité nerveuse; en somme, il était arrivé
à l'âge mûr sans avoir éprouvé une maladie grave, et avait eu à
souffrir seulement d'une trop grande impressionnabilité.

Cependant, vers l'âge de cinquante-huit ans, il commença à
ressentir les premiers symptômes de la maladie qui l'amène à
Pougues. Dès cette époque, la digestion était accompagnée de la
production de gaz, dont la quantité alla en augmentant, et dont
l'expulsion devenait de plus en plus difficile.

Diverses médications furent instituées avec plus ou moins de
succès, mais dont le résultat définitif fut que la production des
gaz n'eut plus lieu après chaque repas, comme au début, et devint en quelque sorte intermittente. Les crises, assez rapprochées
d'abord, avaient fini par s'éloigner, mais au fur et à mesure
qu'elles devenaient plus rares, elles prenaient une plus grande intensité.

A son arrivée à Pougues, le malade avait une crise tous les dix ou quinze jours.

Eu égard à son âge et à l'excitabilité de son système nerveux, je prescrivis tous les jours un bain de gélatine et deux verres d'eau minérale, un le matin et un le soir, à boire, par demi-verre, à la distance de trois quarts d'heure l'un de l'autre.

Cette médication n'empêcha point la crise de se produire au douzième jour. Elle éclata le soir, sans que rien l'eût paru déterminer et la pût faire prévoir.

Quand j'arrivai près du malade, il était assis dans son lit, le dos soutenu par des oreillers. Toute la face était fortement congestionnée ; les yeux, saillants, semblaient sortir de leurs orbites ; sa respiration était haletante, la voix faisait défaut, et le malheureux se débattait dans des efforts inutiles d'expulsion des gaz. Le ventre, tendu comme un tambour, résonnait à la percussion ; le creux de l'estomac était d'une sensibilité extrême, et les membres inférieurs étaient glacés ; le pouls était filiforme, irrégulier, et battait avec rapidité.

Heureusement le malade était accompagné de sa femme et d'un domestique, accoutumés au spectacle de semblables accidents.

Pendant que je constatais les symptômes que j'ai rapidement énumérés plus haut, et que je cherchais dans mon esprit les moyens que je pourrais mettre en usage pour faire cesser au plus vite ce triste état, on apporta une espèce de cuirasse à double fond, que l'on se hâta de remplir d'eau bouillante. Cette cuirasse se moulait exactement sur la poitrine et sur le ventre du malade ; elle le prenait au cou et se terminait aux aines.

Après l'avoir rempli d'eau bouillante, comme je l'ai dit, on l'enferma dans un sac de flanelle, et on l'appliqua ainsi sur toute la partie antérieure du malade.

Au bout de cinq minutes, la respiration fut moins anxieuse, la face pâlit, et quelques gaz se firent jour par la bouche.

Alors on administra au malade une cuillerée à café de la liqueur de la Grande-Chartreuse, et je fis ajouter à ce traitement, que je n'avais pas prescrit, les frictions sèches sur les membres inférieurs.

La crise se prolongea encore une demi-heure à peu près ; après quoi es gaz sortirent librement par en haut et par en bas, et leur expulsion se continua une partie de la nuit.

Le lendemain, le malade n'éprouvait plus qu'une grande fatigue, et put reprendre sa médication hydro-minérale.

Jusqu'à la fin de son séjour à Pougues, qui a été de vingt-cinq jours, le malade n'a pas eu d'autre crise. Quoique habitant Paris, je ne l'ai pas revu depuis cette époque. Je ne puis donc dire s'il a éprouvé quelque bénéfice de l'eau minérale de Pougues.

Aussi, n'est-ce point sous ce rapport que j'ai rapporté cette observation, mais seulement pour montrer le caractère étrange que peut prendre la dyspepsie flatulente et le moyen héroïque employé pour en faire cesser la manifestation.

Dans l'observation suivante où, au contraire, la production des gaz est continue, le même moyen échoue complétement, comme d'ailleurs toutes les médications mises en usage.

Dyspepsie flatulente continue, datant de trois ans.

Mme X..., âgée de 28 ans, d'un tempérament nerveux, mariée et mère de deux enfants, a toujours eu des digestions pénibles, accompagnées d'une constipation que rien ne pouvait vaincre ; réglée de bonne heure, elle n'a jamais rien éprouvé de notable du côté des organes de la génération.

A la suite de sa seconde couche, dont elle allaita l'enfant, ses digestions devinrent encore plus pénibles, et il se manifesta alors un phénomène qu'elle n'avait point éprouvé auparavant, celui de la formation de gaz et d'une certaine difficulté à les expulser. Bientôt cet accident prima tous les autres et la malade ne tarda pas à être fortement tourmentée par la présence de ces gaz dont elle ne ouvait se débarrasser.

Alors commença pour la malheureuse une série de médications qui toutes, non-seulement échouèrent, mais ne purent même empêcher l'affection de s'aggraver.

Quand elle vint à Pougues, elle était comme folle de douleurs et de désespoir. Toujours haletante, toujours rouge écarlate, elle n'avait de voix que pour implorer un peu de soulagement. Bien que nous fussions au mois de juillet, elle ne venait jamais chez moi sans demander à réchauffer ses pieds au feu de la cuisine; de plus, elle avait des besoins incessants d'uriner, et se plaignait de vives douleurs dans les reins; ces deux derniers phénomènes étaient dus à la pression qu'exerçait la masse gazeuse sur la vessie et sur l'utérus.

Bien que la production des gaz fût continue, elle augmentait sous l'influence de la digestion; aussi la malade redoutait-elle tout aliment, et c'était avec peine qu'on la décidait à prendre un peu de lait ou de bouillon.

Il va sans dire que le sommeil était presque impossible dans cet état déplorable, et la malheureuse, depuis longtemps, ne connaissait plus son lit : c'était dans un fauteuil qu'elle disputait un peu de repos à ses souffrances.

L'eau de Pougues, administrée avec une prudence excessive, par cuillerée à bouche, me parut irriter la malade, sans diminuer en rien la quantité des gaz. Cependant nous persistâmes une dizaine de jours, au bout desquels les règles apparurent.

Comme la malade était des environs, qu'elle paraissait inquiète de son ménage, je lui conseillai d'aller passer chez elle l'époque de sa menstruation et de revenir à Pougues après ce temps de repos. Je lui fis espérer que nous serions plus heureux dans la seconde moitié du traitement, et que la première était pour ainsi dire la préparation de la guérison.

En même temps je lui fis confectionner une cuirasse comme celle que j'ai décrite dans l'observation précédente, me promettant de l'utiliser concurremment avec la médication hydrominérale.

Au bout de six jours la malade revint : rien n'était changé dans son état.

J'appliquai le calorique d'après la large base dont j'ai parlé; j'administrai la liqueur de la Grande-Chartreuse; je repris la médication hydro-minérale; tout échoua, et après quinze jours d'essais infructueux et de toutes sortes, je dus renvoyer la malade comme ne devant tirer aucun profit de son séjour à Pougues.

Hélas! qu'est-elle devenue? je ne sais.

Heureusement, toutes les dyspepsies flatulentes n'ont point cette intensité; celles dont je viens de rapporter des exemples sont des exceptions, et il en faut bénir Dieu, car autant celles-ci sont rares, autant sont communes et faciles à guérir les dyspepsies flatulentes caractérisées par la production de quelques gaz au moment de la digestion.

Ces dernières résistent rarement à l'eau de Pougues, dont une des plus remarquables propriétés est de modifier l'état de la muqueuse digestive, car l'excès de gaz, de même que l'excès d'acide, est, non le produit des aliments, mais le résultat du vicieux fonctionnement des voies digestives.

Je ne saurais trop insister sur cette distinction, parce qu'elle est la base et l'explication du traitement hydro-minéral par les eaux de Pougues.

MALADIES DES VOIES URINAIRES

Avant de chercher à nous rendre compte de l'action thérapeutique des eaux minérales de Pougues dans les affections des voies urinaires, qu'il me soit permis de rappeler quelques principes que j'ai émis dans mon ouvrage sur les eaux minérales, et dont la vérité m'est de plus en plus démontrée à mesure que j'acquiers une plus grande expérience dans la pratique thermale.

L'organisme humain, ai-je dit il y a quatre ans (1), possède trois moyens principaux, et, partant, trois appareils d'excrétion qui sont : 1° la peau, dont le produit d'excrétion est la sueur ; 2° l'intestin, dont les produits excrétés sont les fèces ; 3° les reins, dont le produit d'excrétion est l'urine.

Toutes les eaux minérales agissent sur l'un de ces appareils d'excrétion, de telle manière qu'au point de vue exclusivement thérapeutique, elles peuvent être

(1) *Pougues, ses eaux minérales et ses environs*, 2ᵉ édition, in-18, p. 179.

divisées en trois classes seulement, et former : 1° les eaux sudatives, 2° les eaux purgatives, 3° les eaux diurétiques.

Je n'irai pas plus loin dans cette citation, qui me ramènerait à une discussion de classification, et je terminerai les souvenirs d'un autre ouvrage par cette dernière observation : « S'il nous était permis de revenir aujourd'hui aux explications et aux expressions des anciens, nous dirions que la matière peccante est éliminée par les eaux minérales au moyen d'un des trois émonctoires dont se sert la nature. »

En me plaçant à ce point de vue, le rein est l'émonctoire dont se servent les eaux de Pougues pour éliminer la matière peccante.

Quel est le mode d'élimination, ou pour parler la langue des modernes, quelle est l'action physiologique et pathologique des eaux de Pougues sur l'appareil urinaire ?

Le premier et le plus remarquable effet de l'eau de Pougues sur l'appareil urinaire est l'augmentation du produit de la sécrétion rénale et la fréquence des besoins d'uriner ; par conséquent, l'action primitive de l'eau minérale de Pougues sur l'appareil que nous étudions est excitante et même irritative, car son usage prolongé amène des élancements dans la vessie et des picotements dans le canal de l'urètre.

Je m'étonne comment les auteurs du *Dictionnaire des eaux minérales*, MM. Durand-Fardel, Le Bret et Lefort, ont pu écrire sur les eaux bicarbonatées calciques, au nombre desquelles se trouve Pougues, le passage suivant : « Presque toutes ces eaux empruntent à leur qualité gazeuse des propriétés digestives, et à *leurs bases calciques des propriétés* SÉDATIVES qui, dans toute une série d'affections catarrhales ou d'engorgement des appareils génito-urinaires, chez l'homme ou chez la femme, les rendent préférables aux bicarbonatées sodiques. »

Je me demande encore dans quelle matière médicale les auteurs du *Dictionnaire des eaux minérales* ont trouvé au bicarbonate de chaux des propriétés sédatives qu'ils refusent au bicarbonate de soude? avec les auteurs du nouveau dictionnaire de Nysten, j'avais toujours pensé que l'action sédative, ou la *sédation*, comme ils l'appellent, était *l'expression générale d'un effet thérapeutique secondaire qui peut être produit par une foule de moyens très différents, quelquefois même opposés*. A ce compte, les alcalins à base de soude peuvent être aussi bien sédatifs que les alcalins à base de chaux, ainsi que toute médication qui modère l'action augmentée d'un organe ou d'un appareil.

Seulement cette action est produite par des moyens très différents, quelquefois même opposés; c'est ainsi que pour les eaux de Pougues, si l'on admet la sédation comme résultat secondaire ou définitif de la médication, il faut admettre que l'action primitive est toute autre, et qu'on n'arrive à la sédation qu'en passant par une action excitante.

Je montrerai tout à l'heure, en parlant des néphrites et du catarrhe vésical, combien cette action excitante primitive de l'eau de Pougues est remarquable et ne fait jamais défaut.

Je voudrais avoir tort, car rien alors ne serait plus facile que l'explication des effets thérapeutiques de l'eau de Pougues; malheureusement les faits et une minutieuse observation me donnent raison, et je ne puis accepter des auteurs du dictionnaire leur manière d'envisager les eaux bicarbonatées calciques, pas plus sous le rapport des affections des voies urinaires que sous le rapport des névroses du tube digestif.

Mais revenons à notre sujet.

Si les eaux minérales de Pougues exercent une action primitivement excitante sur l'appareil urinaire, à quel élément constitutif doivent-elles cette action?

Je ne sais, et les chimistes seraient, autant que moi, fort embarrassés de le dire.

Acceptons le fait, et pour tout commentaire sachons avouer notre ignorance ; portons dans l'étude des eaux minérales l'esprit d'observation, et nul autre, et nous débarrasserons ainsi la science nouvelle de toutes ces théories et classifications qui la faisaient assez volontiers ressembler aux écuries d'Augias.

Donc, pour me résumer et avant d'aborder l'étude spéciale des maladies de l'appareil urinaire : 1° les eaux minérales de Pougues agissent tout particulièrement sur l'un des trois émonctoires dont la nature se sert pour éliminer la matière peccante ;

2° Cet émonctoire est le rein ;

3° Enfin l'action de l'eau de Pougues sur cet émonctoire est primitivement excitante et secondairement sédative ;

En ces conditions, je puis aborder l'étude des maladies de l'appareil urinaire qui sont tributaires des eaux minérales de Pougues.

Ces maladies peuvent se partager en trois classes :

1° Maladies constituées par une lésion vitale : *atonie de la vessie* ;

2° Maladies constituées par une lésion organique : *catarrhe de vessie, néphrite;*

3° Maladies constituées par une sécrétion anormale : *gravelle, albuminurie* et *diabète.*

C'est dans cet ordre que nous allons les passer rapidement en revue.

1ʳᵉ CLASSE. — MALADIES CONSTITUÉES PAR UNE LÉSION VITALE.

1° *Atonie de la vessie.*

Si les eaux de Pougues exerçaient une action primitivement sédative, comme le prétendent les auteurs du *Dictionnaire d'hydrologie,* l'atonie vésicale trouverait une aggravation plutôt qu'une guérison dans l'emploi de ces eaux minérales; de plus, comme ce n'est point par un effet sédatif que la sécrétion urinaire est augmentée, il y aurait ici une double action : l'une excitante sur l'organe sécréteur, et l'autre sédative sur l'organe expulseur; ce qui me paraît en contradiction avec les notions les plus simples de la matière médicale. Non, les choses ne se passent point ainsi, et je ne reviendrai plus sur une théorie qui ne repose ni sur l'observation ni sur l'expérience d'une chimie médicale qui en cette occasion se tait et fait défaut.

Les malades atteints d'atonie vésicale n'ont pas besoin d'un long usage des eaux de Pougues pour sentir la vitalité se réveiller dans l'organe affaibli; six ou huit jours au plus suffisent; au bout de ce temps, l'augmentation de la sécrétion urinaire n'est point en rapport avec les besoins d'uriner et les contractions de la vessie, car l'action diurétique de l'eau de Pougues n'est réel-

lement notable que du douzième au seizième jour ; par
conséquent, on ne peut pas dire que la fréquence de
ces besoins et que la vivacité de ces contractions sont
déterminées par la présence dans la vessie d'une urine
et plus abondante et plus irritante.

Quelquefois même, chez certains vieillards à fibre
sèche et nerveuse, l'excitation est si forte que l'on est
obligé de la modérer soit par la diminution de la boisson, soit par des bains prolongés au son ou à la gélatine.

Cependant ces cas constituent l'exception, et d'ordinaire on seconde l'action de l'eau minérale sur la
vessie par des bains de siége froids à eau courante,
quelquefois même par des douches froides au périnée
et sur la partie inférieure de l'abdomen.

Il ne faut pas accorder à ces pratiques hydrothérapiques plus d'importance qu'elles n'en ont réellement,
car il n'est pas rare de ne pouvoir les mettre en usage,
ainsi qu'il arrive chez les rhumatisants et les personnes sujettes à des névralgies, et en leur absence la
vessie n'en est pas moins tonifiée et excitée par la
boisson seule de l'eau minérale.

L'action excitante, ai-je dit plus haut, se fait sentir
du huitième au dixième jour ; elle s'annonce d'ordinaire par la fréquence des besoins d'uriner, sans que
la quantité d'urine soit bien sensiblement augmentée ;
par une certaine chaleur dans la région vésicale, par
des picotements dans le canal de l'urètre, surtout
dans la partie qui touche à la vessie, et, dans quelques cas enfin, par de véritables ténesmes contre lesquels il faut recourir, comme je le disais plus haut,
aux bains émollients et à la diminution, et même à la

suspension complète de la boisson de l'eau minérale.

Je ne puis dire quelle est la modification organique que subissent les tissus de la vessie sous l'influence des eaux minérales de Pougues, mais la modification vitale est bien sensible et facilement appréciable par les effets produits.

Cette modification est assez profonde pour se prolonger au delà du traitement, et d'ordinaire les malades jouissent du bénéfice de cette modification pendant des années, ou tout au moins pendant toute l'année qui suit la médication.

Sous ce rapport, d'ailleurs, l'âge joue un grand rôle, et, pour terminer ce que j'avais à dire sur ce sujet, je vais rapporter trois observations d'atonie vésicale, prises aux différents âges de la vie, et dans lesquelles on verra le rôle que joue l'âge sur la prolongation des effets du traitement.

Atonie de la vessie chez une jeune fille de quinze ans, liée à un arrêt de développement de tout l'organisme. — Guérison.

Mlle X..., de Fourchambault, née de parents dans l'aisance, âgée de quinze ans, présentait la complexion d'un enfant de huit à dix ans au plus : les membres étaient grêles, la taille petite, et aucun des signes qui caractérisent la puberté de la femme ne s'était encore montré ; les seins n'avaient aucun développement, le pubis était encore vierge de poils et la menstruation ne se laissait même pas soupçonner.

Dans cet organisme si chétif, toutes les fonction étaient languissantes : l'appétit à peu près nul, la digestion mauvaise et la constipation complète ; l'intelligence, paresseuse et alanguie, ne sollicitait aucune activité physique, et l'enfant, toujours calme et paisible, n'avait jamais connu ni les jeux ni la turbulence des enfants de son âge.

La fonction urinaire n'avait pas plus d'activité que les autres, tant sous le rapport de la sécrétion que sous celui de l'émission. L'enfant n'urinait qu'une seule fois dans les vingt-quatre heures, en petite abondance, pendant la nuit, durant le sommeil, et complétement à l'insu de sa volonté.

Quand elle me fut amenée, cette petite fille était trop faible pour être immédiatement soumise à la douche ; je commençai par les bains d'immersion et par la boisson d'une petite quantité d'eau minérale, dans le but de réveiller les fonctions digestives. De plus, je pratiquai tous les soirs le cathétérisme pour prévenir autant que possible l'incontinence nocturne de l'urine.

Au bout de quelques jours, l'appétit apparut, la digestion devint meilleure et les forces parurent se réveiller ; j'augmentai la quantité de l'eau minérale prise en boisson, et la sécrétion urinaire ne tarda pas, elle aussi, à devenir plus abondante.

L'enfant urinait plusieurs fois par jour, à la condition de recourir à des moyens artificiels, tel que le cathétérisme ou une forte pression sur la région de la vessie.

Je remplaçai alors les bains d'immersion par une douche générale froide le matin, et dans l'après-midi par un bain de siége à eau courante.

Au dix-huitième jour de ce nouveau traitement, il n'était plus besoin de recourir ni à la sonde ni à la pression, l'enfant urinait naturellement quand les besoins se faisaient sentir. L'incontinence nocturne avait disparu à son tour, et tout était rentré dans l'ordre pour les voies urinaires.

La malade prolongea pendant un mois encore son séjour à Pougues pour combattre la faiblesse de sa constitution, et je fus assez heureux de constater avant son départ une très grande amélioration sous ce rapport.

L'année suivante, on me ramena la malade, qui avait tout l'extérieur d'une jeune fille de son âge, bien que la menstruation n'eût encore donné aucun signe de son apparition.

Les reins et la vessie fonctionnaient d'une manière normale.

L'enfant passa encore un mois à Pougues, suivant le traitement de la chlorose.

Cette année, elle est venue me voir, grâce à la proximité de Fourchambault et de Pougues ; mais parfaitement réglée, suffisamment développée, et portant tous les caractères de la femme.

Je ne puis préjuger de l'avenir, mais il me semble que l'atonie vésicale n'est plus à craindre dans cet organisme, où l'activité vitale a repris tous ses droits.

Atonie de la vessie liée à l'hypertrophie des parois de l'organe chez un homme de quarante-cinq ans. — Grande amélioration.

M G..., de Paris, ancien agent de change, a mené une vie très agitée ; il a eu de fréquentes blennorrhagies plus ou moins bien soignées, et qui ont déterminé des rétrécissements de l'urètre, pour lesquels il a subi diverses opérations.

Ces rétrécissements, toujours incomplétement guéris, ont amené cet état si bien décrit par M. Mercier, dans lequel les parois de la vessie sont frappées tout à la fois d'hypertrophie et d'inertie.

Le malade ne peut jamais uriner sans le secours d'une sonde.

Cet état dure depuis plusieurs années.

La stagnation de l'urine dans la vessie était prise pour une rétention d'urine due à un rétrécissement de l'urètre, que les antécédents du malade n'expliquaient que trop ; mais quelques mois avant de venir à Pougues, M. Maisonneuve, voulant débarrasser le malade de ce prétendu rétrécissement, s'assura que le canal de l'urètre était suffisamment libre pour le passage de l'urine, et se convainquit que ce qu'on avait pris pour une rétention due à un obstacle matériel n'était qu'une stagnation de l'urine due à l'inertie de la vessie.

C'est dans ces conditions qu'il l'envoya à Pougues.

La présence d'un rhumatisme, dont les accès se renouvellent souvent, ne permit pas de recourir à l'usage externe de l'eau froide. Il fallut se contenter de la boisson de l'eau minérale.

La dose en fut portée à six verres par jour, trois le matin et trois le soir, sans compter celle que le malade buvait à ses repas, mêlée au vin blanc de Pouilly.

Vers le dixième jour du traitement, les contractions de la vessie devinrent manifestes, et vers le seizième le malade put uriner sans le secours de la sonde.

Je n'ai point la prétention de croire et encore moins de dire que les parois de la vessie ont diminué de volume ; évidemment l'hypertrophie n'a point été modifiée ; mais l'eau minérale a eu pour résultat d'en augmenter la vitalité et de dissiper l'inertie qui frappait l'organe.

Cependant, je dois reconnaître que le retour à la vitalité n'était pas complet, du moins dans ses résultats, car la sonde, introduite dans la vessie au moment où le malade venait d'uriner, laissait toujours échapper une certaine quantité de liquide, preuve évidente que la vessie ne se vidait jamais complétement.

Il est vrai que cet effet pouvait tenir à l'épaississement des parois de l'organe.

Quoi qu'il en soit, le malade était parvenu à uriner sans sonde, ce qu'il ne pouvait faire avant son voyage de Pougues, et avait sous ce rapport éprouvé une réelle et notable amélioration.

Cet état s'est prolongé pendant deux ans.

Il est alors retourné à Pougues, où, comme il le disait, il est venu chercher un permis d'uriner valable pour deux ans.

Atonie de la vessie chez un vieillard de 82 ans. — Amélioration.

La chirurgie moderne, tout en reconnaissant que la vieillesse affaiblit la vitalité de la vessie, comme celle de tous les autres organes, lui conteste le triste privilége de produire la paralysie du réservoir urinaire. Desault, Boyer et beaucoup d'autres chirurgiens, ont admis la fréquence de cette paralysie, en tant qu'essentielle, tandis que réellement elle est assez rare et ne constitue le plus souvent qu'une complication d'une autre maladie.

Mais si l'âge avancé ne frappe pas entièrement de mort la vessie, il est commun de lui voir considérablement affaiblir sa vitalité, à ce point que la fonction d'expulsion est nulle ou tout au moins très incomplète et très difficile.

C'est un simple effet de l'âge, et il n'en faut point chercher la cause dans quelque altération organique.

C'était le cas de M. T..., vieillard de 82 ans, dont toute l'existence s'était paisiblement écoulée dans sa petite ville de la Charité, au milieu des joies de la famille, sans émotions et sans excès d'aucune sorte. Il était parvenu à cet âge sans syphilis, sans blennorrhagie, ayant toujours joui d'une excellente santé, et n'ayant pour toute infirmité de sa verte vieillesse qu'une impossibilité presque absolue d'uriner

Le cathétérisme ne me fit constater aucune tumeur au col de la vessie, pas même la *valvule prostatique* de M. Mercier.

En présence de cet affaiblissement de vitalité amené par l'âge, j'eus la pensée de recourir aux irrigations d'eau froide ; mais, réfléchissant que je pouvais épargner au malade les fatigues et les ennuis de cette opération, je lui prescrivis six verres d'eau minérale par jour et un bain de siége froid à eau courante.

L'amélioration ne se fit pas attendre longtemps ; le huitième jour du traitement, l'émission de l'urine se faisait avec facilité, bien que la vessie ne soit jamais parvenue à se vider complétement.

Je conseillai au malade de continuer chez lui les bains de siége froids aussi longtemps que la saison le permettrait, et de revenir l'année suivante à Pougues, quel que fût l'état de la vessie.

Il revint en effet, car, malgré les bains de siége, l'atonie avait reparu et céda encore cette fois à la boisson de l'eau minérale.

Malheureusement, d'autres parties de la machine s'usèrent comme la vessie, et le malade mourut dans le courant de cette seconde année.

Les trois observations que je viens de rapporter et que j'ai choisies à bonne intention, sont remarquables par l'âge des sujets, par leur cause et par leur terminaison.

Dans la première, l'atonie de la vessie est sous la dépendance d'un arrêt de développement de tout l'organisme, et subit le sort commun à toutes les autres fonctions. Elle s'amende et disparaît avec le retour de la vitalité générale.

Dans la seconde, le sujet est dans toute la force de l'âge ; l'atonie de la vessie est liée à une lésion organique, et l'eau minérale de Pougues, par ses seules propriétés excitantes, rappelle, pour quelque temps seulement, une vitalité suffisante pour l'exercice de la fonction.

Enfin, dans le troisième cas, nous avons affaire à des rouages usés par l'âge, et l'eau minérale ne peut plus que leur donner un peu de ressort dont l'activité est bien vite épuisée.

Quoi qu'il en soit et pour me résumer, l'atonie vésicale, en tant que maladie essentielle aussi bien que comme complication de l'hypertrophie des parois de la vessie, est tributaire des eaux minérales de Pougues, et le bénéfice qu'elle en retire est entièrement dû aux propriétés excitantes de ces eaux.

2ᵉ CLASSE. — AFFECTIONS DES VOIES URINAIRES AVEC LÉSIONS ORGANIQUES.

1° *Néphrite chronique simple.* — 2° *Catarrhe de la vessie.*

Dans cette seconde classe des affections des voies urinaires, je ne comprendrai que la néphrite simple et le catarrhe de la vessie.

Mais avant d'aller plus loin, qu'il me soit permis de dire comment je comprends le mode d'action des eaux minérales de Pougues dans le traitement de ces deux affections.

Il est bien entendu qu'il ne s'agit ici que de la né-phrite chronique simple et du catarrhe chronique de la vessie.

Je n'ignore pas combien est difficile le diagnostic de la néphrite simple, et je sais encore que sa rareté a fait mettre en doute son existence.

Mais je n'ai point ici à faire l'histoire de cette affection, et je ne l'ai inscrite à côté du catarrhe de la vessie que pour comprendre toutes les circonstances qui peuvent donner naissance à des urines muqueuses ou purulentes.

Que ces matières muqueuses ou purulentes viennent du rein ou de la vessie, l'action des eaux de Pougues est identique, et l'affection passe par les phases que je vais décrire.

Je prends pour matière le catarrhe de la vessie, puisque le catarrhe de la vessie offre un diagnostic et une fréquence que personne ne conteste.

Trois phénomènes principaux caractérisent cet état morbide :

1° Fréquentes envies d'uriner ;

2° Douleur ou simplement chaleur au moment de l'émission du liquide ;

3° Enfin, présence dans l'urine de matières muqueuses plus ou moins épaisses.

Ces trois phénomènes, auxquels le malade attache la plus haute importance, et qui sont, en effet, les manifestations les plus certaines de l'affection, sont entretenus, et souvent même aggravés, pendant le traitement, par les eaux minérales de Pougues ; on dirait que ces eaux constituent une intoxication et non une médication.

Mais quand on juge, par l'aggravation même des symptômes, que l'intoxication est suffisante, et, lorsqu'à l'eau minérale on substitue une décoction de graines de lin, on est tout étonné de voir, au bout d'un mois ou d'un mois et demi, les besoins d'uriner devenir de moins en moins fréquents, la douleur disparaître au moment de l'expulsion, et l'urine se dépouiller des mucosités qui la blanchissaient, et reprendre sa couleur jaune paille ordinaire.

Quelle modification s'est ici produite ?

Bien évidemment, nous n'avons point eu le spectacle d'une médication soit émolliente, soit calmante, puisque tous les phénomènes morbides ont été maintenus ou aggravés.

Nous n'avons pas assisté, non plus, à une médication *irritante*, puisqu'en définitive l'affection, loin d'avoir été *irritée*, a été amendée par le traitement.

Que s'est-il donc passé ?

Tout le monde sait que très souvent les accidents syphilitiques sont entretenus et aggravés par l'usage du mercure, et qu'il suffit de suspendre l'emploi du médicament pour voir tous les accidents disparaître.

Tout le monde sait encore que certaines fièvres intermittentes sont entretenues par l'usage de la quinine, et que les accès ne cessent qu'avec la suspension du médicament.

Tout le monde sait encore avec quel succès M. Trousseau a administré le sulfate de strychnine contre la danse de Saint-Guy.

Qu'a prétendu faire M. Trousseau par cette médication ? Substituer aux contractions morbides les contractions produites par la strychnine ; ainsi, le mercure substitue ses accidents à ceux de la syphilis ; ainsi, le quinquina substitue son action à celle de l'intoxication paludéenne.

Ce procédé, dont la nature se sert volontiers dans l'évolution des maladies, a été transporté par M. Trousseau dans le domaine de la thérapeutique, et y est connu aujourd'hui sous le nom de *méthode substitutive*.

Faisons l'application de cette méthode au sujet qui nous occupe :

Le catarrhe de la vessie n'est pas autre chose que l'inflammation chronique de la muqueuse vésicale, due à une irritation quelconque, pour me servir de l'expression de Broussais.

Les eaux de Pougues exercent sur la muqueuse urinaire une action excitante, qui peut être à bon droit considérée comme une cause d'irritation.

Mais cette dernière irritation, que, pour abréger, j'appellerai irritation thérapeutique, n'est pas de même nature que l'irritation morbide, c'est-à-dire qui a donné naissance au catarrhe de la vessie ; car, s'il y avait identité entre elles, la maladie serait aggravée et perpétuée par la réunion de leurs actions.

Je ne puis ni ne veux sonder les secrets de la nature ; mais, pour me faire comprendre, je vais me servir d'une comparaison banale.

L'azotate d'argent ou le nitrate acide de mercure font aux doigts qui les manient des taches noires ou rougeâtres qui ne disparaissent qu'après un long temps ; les physiologistes diront que c'est une escarre, c'est-à-dire une partie de l'épiderme frappée de mort ; n'en croyez rien, car si sur ces taches noires ou rougeâtres vous versez quelques gouttes de teinture d'iode, vous obtenez une tache jaunâtre et qui disparaît assez rapidement. Les chimistes expliqueront cet effet par quelque effort de combinaison ; mais gardez-vous de les croire, car il y a ici une inconnue, la vie, dont ils ne tiennent pas compte.

C'est tout simplement un acide qui s'est substitué à un autre acide. Comment? par quel procédé? Je n'en sais rien ; mais il est probable que l'acide iodique a été plus fort que l'acide azotique.

Il en est de même dans le catarrhe de la vessie, pour les irritations morbide et thérapeutique : celle-ci est plus forte que celle-là et se substitue à elle.

Ainsi s'expliquent la persistance et même l'aggravation de tous les phénomènes constitutifs de la maladie pendant le traitement par les eaux minérales de Pougues, et leur disparition seulement longtemps après que cette seconde cause d'irritation a cessé d'agir.

Les choses se passent si bien et si régulièrement ainsi, que j'ai toujours soin, quand un malade se présente avec un catarrhe de la vessie, de le prévenir des phases qu'il devra traverser pour atteindre à la guérison ; sans cette précaution, pas un malade ne compléterait son traitement, car tous, effrayés de la persistance ou de l'aggravation des symptômes, s'imagineraient que les eaux minérales de Pougues leur sont ou inutiles ou contraires, et quitteraient avant dix jours un lieu qu'ils accuseraient d'une fâcheuse ou tout au moins d'une vaine hospitalité.

Bien plus, il est essentiel de mesurer, en quelque sorte, les forces et le courage du malade, et de s'assurer qu'ils sont suffisants pour résister à ce surcroît de tous les phénomènes morbides ; la précaution n'est pas inutile, car on a souvent affaire à des vieillards dont l'âge et les infirmités ont usé les forces, tout en leur laissant les illusions de l'énergie ; un jour, je partageais moi-même ces illusions vis-à-vis d'un vieil invalide de l'usine de Torteron (Cher), qui m'assurait se sentir autant de force que de courage ; hélas ! au bout de cinq à six jours tout lui fit défaut, et je fus obligé de le renvoyer chez lui se préparer, au moyen de la médication par les balsamiques, à mieux supporter l'action des eaux minérales de Pougues.

Cependant il ne faut pas rembrunir le tableau plus qu'il ne doit l'être, et charger des couleurs les plus sombres la vérité qui, en définitive, n'a rien d'effrayant. Je n'ai si fortement insisté sur ce point que pour mieux démontrer le mode d'action des eaux de Pougues dans le traitement du catarrhe de la vessie, et prémunir mes confrères contre une illusion de soulagement immédiat qu'ils pourraient faire partager à leurs malades.

Ce point bien établi, il est bon d'ajouter qu'il est rare de voir se produire des faits analogues à celui de l'ouvrier de Torteron, car on mesure la quantité de la boisson minérale sur le degré d'énergie du malade, et on tempère, au moyen de bains émollients, l'action trop excitante du traitement.

Grâce à ces deux ressources, que j'ai toujours à ma disposition, il est peu de malades qui ne puissent supporter la légère épreuve par laquelle ils ont à passer, et dont, par ignorance et par timidité, je me privai dans l'observation suivante, la seule que je rapporterai ici comme étant le point de départ de mon instruction sur ce point.

Catarrhe de vessie, datant de six ans, chez un homme de soixante-douze ans. — Guérison.

M. C..., de Beaune (Côte-d'Or), est un ancien receveur d'enregistrement qui, à l'exemple de tous les bureaucrates, avait la mauvaise habitude de résister au besoin d'uriner et de laisser séjourner pendant un fort long temps les urines dans la vessie.

C'était là la cause de son catarrhe.

Jusqu'au moment où les urines s'étaient troublées, M. C... n'avait jamais eu aucune maladie des voies urinaires ; méthodique et rangé dans ses habitudes, il n'avait fait d'excès d'aucun genre, et avait toujours mené une vie calme et toute de famille ; sa constitution délicate et son tempérament impressionnable ne lui auraient pas d'ailleurs permis des écarts de régime, et sans la très grande régularité de son existence, il ne serait pas arrivé à son âge sans de graves infirmités.

Cependant, l'affection vésicale, dont il était atteint depuis six ans, avait profondément altéré sa constitution, et l'avait jeté dans un marasme qui, en lui faisant voir une fin prochaine, l'avait conduit à la plus triste mélancolie.

C'est là, d'ailleurs, comme on sait, un des caractères des maladies des voies génitales et urinaires.

Ce fut dans cet état qu'il me fut envoyé à Pougues.

C'était en 1860, la seconde année de mon inspectorat, et je ne m'étais pas encore rendu compte, ainsi que je l'ai fait depuis, du mode d'action des sources dont l'inspection m'était confiée.

Je ne prévins donc pas le malade de ne pas compter sur un soulagement immédiat ; mais déjà mis en garde contre l'action excitante de l'eau, j'en prescrivis de faibles doses et n'osai, en face d'un organisme déjà affaibli, recourir aux bains émollients.

Les effets ordinaires de la médication ne se firent pas attendre : au bout de huit jours, le malade m'apporta des urines un peu plus glaireuses que précédemment, m'accusa des besoins d'uriner plus fréquents, et se plaignit de souffrir davantage au moment de la miction ; le découragement avait succédé au peu d'espérance qui l'avait amené à Pougues, et je m'efforçai de relever son moral en lui faisant entrevoir une guérison sur laquelle moi-même je comptais peu.

La médication continua.

Je reçus encore une ou deux fois sa visite, et, lorsque je voulais lui faire partager l'espérance de voir bientôt son état s'amender : « D'après ce que j'éprouve, me répondait-il, je sens bien que les eaux de Pougues ne sont pas celles qui me donneront la guérison, pas même un allégement à mes maux ; je redoute, au contraire, qu'elles n'aggravent ma position et ne précipitent le dénoûment. »

Cependant, j'obtins que le traitement serait poursuivi.

Mais, quatre jours après cette entrevue, et il y avait dix-neuf jours que le malade était à Pougues, je reçus une lettre dans laquelle M. C... m'annonçait que, ne voyant aucune amélioration dans son état, il partait plein de regrets pour le voyage qu'il avait entrepris, et plein de désespoir pour l'aggravation que semblait prendre son affection.

J'ai appris aujourd'hui à épargner aux malades ces expressions de plaintes et de découragement.

Je portai le catarrhe vésical de M. C... au nombre des maladies aggravées par le traitement hydro-minéral de Pougues, et tout fut dit.

L'année suivante, pendant la saison de 1861, se présenta à mon cabinet un homme d'un âge mûr, mais portant gaillardement son âge, et qui, le sourire aux lèvres, me tendit amicalement les mains.

C'était M. C..., de Beaune, que je ne pouvais reconnaître avec son teint fleuri, sa marche juvénile et son air de gaieté.

« — Je viens vous voir, me dit-il, à cause de l'intérêt que vous m'avez montré l'année dernière, et, pour vous remercier de vos bons soins, je veux vous faire connaître le précieux médicament qui m'a guéri. »

Je fus tout oreilles.

« — L'an passé, me dit-il, quand je vous quittai au commencement de septembre, ma maladie s'était tellement aggravée que, jugeant ma fin prochaine, je résolus de ne plus recourir qu'à la Providence. Cependant, une bonne commère, ma voisine, m'assura que je me trouverais bien d'une tisane qu'elle avait plusieurs fois employée, et qui, dans tous les cas, était incapable d'aggraver mon mal. Je me laissai fléchir par les sollicitations de ma famille, et je me décidai à prendre cette fameuse tisane qui, en moins de trois semaines, m'a complétement débarrassé de mon catarrhe de vessie. »

M. C... entonna en l'honneur du remède un dithyrambe dont je fais grâce au lecteur, et finit par me confier que la tisane était un composé, par moitié, d'une décoction d'orge perlé et d'une décoction de graines de lin.

Comme on le pense bien, je ne partageai pas l'enthousiasme exclusif de M. C... pour la *fameuse* tisane, et je fis la juste part de ce qui revenait aux eaux de Pougues et au mélange émollient de l'orge perlé et de la graine de lin. Mais l'enseignement ne fut pas perdu pour moi, et quand, en me quittant, un malade atteint de catarrhe de vessie m'objecte qu'il a déjà pris, sans résultat, de la tisane de graine de lin : Prenez-en encore dans huit jours, lui dis-je, elle peut vous servir même contre le catarrhe de la vessie que l eau de Pougues vous a guéri.

3ᵉ CLASSE. — MALADIES DES VOIES URINAIRES
AVEC PRODUCTIONS ANORMALES.

Dans cette classe doivent se trouver : 1° la gravelle, 2° le diabète, 3° l'albuminurie.

Cependant un scrupule me retient, et je me demande s'il est bien logique ou tout au moins bien scientifique de placer ces affections parmi celles qui ont pour siége l'appareil urinaire. Sans doute la manifestation la plus éclatante de ces affections se fait par cet appareil, mais ce n'est point à dire qu'elles aient leur origine dans un de ses organes ; la scrofule, qui engorge les glandes du cou, est-elle une affection glandulaire? la goutte, qui empâte les articulations, est-elle une maladie articulaire? Je pourrais multiplier ces exemples, que la nosographie me fournirait sans peine.

Mais alors, si on les enlève à l'appareil urinaire, dans quel cadre les faudra-t-il placer?

Qu'on me permette de rappeler en quelques mots l'état actuel de la science sur ces matières, et cette exposition justifiera tout à la fois la réserve en laquelle je me tiens aujourd'hui et la place que ces affections me paraissent devoir occuper dans le cadre nosologique.

La nutrition est constituée par trois principes alimentaires, qui, avant d'être jetés dans le torrent de la

circulation par des vaisseaux spéciaux, subissent l'é-
laboration de sucs appropriés.

Ces trois principes alimentaires sont : 1° les albuminoïdes, 2° les féculents, 3° les graisseux.

1° Les principes albuminoïdes ou azotés, après avoir
subi l'élaboration du suc gastrique, sont transformés
en chyle, pénètrent dans le sang par les veines et les
chylifères, et concourent plus que les autres à la réno-
vation des tissus organiques par l'entremise du plasma
et l'évolution de la cellule élémentaire.

2° Les principes féculents, après avoir subi l'élaboration des sucs salivaire et pancréatique, sont convertis
en gyclose, dont une partie se jette directement dans la
circulation générale par les chylifères, et dont l'autre
est charriée par la veine-porte dans le foie, où elle
subit une sorte d'action émulsive et rentre dans le
sang par les veines sushépatiques. La gyclose fournit
à l'organisme de l'eau et de l'acide carbonique.

3° Enfin, les principes graisseux subissent l'élaboration du suc pancréatique d'une manière assez mal
déterminée encore, pénètrent dans le sang par les
chylifères, et lui fournissent, outre une contribution à
l'entretien des parties graisseuses, de l'eau et de l'acide
carbonique, comme les principes féculents, auxquels,
pour cette similitude, la science moderne a donné, aux
uns comme aux autres, la dénomination d'*éléments res-*
pirateurs.

C'est dans le sang lui-même que tous ces principes
subissent les diverses transformations dont je viens de
parler, en lui abandonnant les éléments chimiques qui
les constituaient à l'état d'albuminoïdes, de féculents
ou de graisses.

Mais ces transformations peuvent ne se faire qu'incomplétement, et alors le sang se trouve chargé de parties albuminoïdes, féculentes ou graisseuses, qui sont un embarras pour la circulation et par suite un état anormal pour l'organisme.

Ces états anormaux, et par conséquent morbides, sont constitués :

Les premiers, par l'exubérance des principes azotés, qui donnent naissance à un excès d'acide urique (1);

Les seconds, par un excès de glycose ;

Et les troisièmes, par un excès de principes graisseux.

On sait qu'en pathologie ces trois états morbides sont connus sous les noms de :

1° Diathèse urique, essence de la gravelle et de la goutte ;

2° Diathèse glycosurique, essence du diabète ;

3° Polysarcie, essence de l'embonpoint exagéré.

Comme on le voit, d'après les données les plus récentes de la science, la gravelle, la goutte et le diabète sont des maladies de l'assimilation bien plutôt que des maladies de l'appareil urinaire.

Il convient donc d'en faire une classe à part, afin que, débarrassés des préoccupations du phénomène terminal, nous puissions rechercher, pour la gravelle

---

(1) Tous les phénomènes de la santé et de la maladie démontrent, pour l'acide urique, la probabilité de l'existence d'une double origine : l'une, provenant des éléments azotés; et l'autre, des éléments de l'alimentation, riches en azote, qui échappent à l'action de l'assimilation primaire, ou subissent des changements incomplets tels, qu'ils ne peuvent être convertis en parties constituantes du sang. (Golding Bird, *De l'urine et des dépôt urinaires*, trad. par M. le D^r O'Rorke.)

et pour la goutte, par exemple, si le point de départ de la diathèse urique se trouve dans une vicieuse ou incomplète élaboration des principes albuminoïdes par le suc gastrique, auquel cas la diathèse urique pourrait être rangée parmi les formes si variées de la dyspepsie ; ou si ce point de départ est dans le sang lui-même, ainsi que le prétendent les chimistes, qui, dans le traitement de la goutte et de la gravelle, ont constamment poursuivi l'alcalisation du sang.

La question, comme on le voit, mérite d'être approfondie, et, en cette matière, la thérapeutique hydro-minérale pourra éclairer plus d'un point obscur.

Mais cette discussion, outre qu'elle m'entraînerait aujourd'hui trop loin, me ferait sortir du cadre des maladies des voies urinaires, dans lequel j'ai promis de me renfermer cette année.

Ce sera la matière de mon prochain rapport.

Avant de clore ce travail, je dois, conformément à vos instructions, Monsieur le Ministre, consigner ici les améliorations soit en cours d'exécution, soit en projet, qui concernent l'établissement dont l'inspection m'est confiée.

Dès ma première année d'inspection, en 1859, je constatais l'insuffisance de l'établissement hydrothérapique existant ; les cabinets de douches surtout laissaient à désirer sous tous les rapports et n'étaient pas à la hauteur de l'importance de la station.

J'adressai à ce sujet une note au Directeur, et je suis heureux de vous annoncer, Monsieur le Ministre, que celui-ci, secondé par le Conseil de surveillance de la Compagnie, a pleinement fait droit à ma demande.

Un nouvel établissement consacré aux douches a été construit dès l'année dernière, et sera en activité pour la saison de 1863.

Cet établissement, séparé du local affecté aux bains, est spacieux et muni de tous les appareils nécessaires au traitement des maladies qui réclament les eaux minérales de Pougues.

Sous ce rapport, de grandes améliorations ont été introduites, et, en vous les signalant, Monsieur le Ministre, je suis heureux de rendre hommage à la sollicitude qui anime le Directeur et le Conseil de surveillance de la Compagnie pour tout ce qui concerne la santé des malades et la prospérité de l'établissement.

Des travaux non moins importants que les précédents ont été faits aux sources ; la margelle du puits Saint-Léger était usée tout à la fois par le temps, par l'usage et par les dépôts ferreux de l'eau minérale ; de plus, le service local des bouteilles se faisait à la main, et cette pratique avait quelque chose de répugnant, dont les malades se plaignaient à bon droit.

L'administration a paré à ce double inconvénient en remplaçant l'ancienne margelle par une vaste conque, dont l'élégance ne nuit en rien à la solidité ; à trois mètres plus loin, on a creusé un puits destiné à recevoir le trop-plein de la fontaine Saint-Léger et exclusivement consacré au service des habitants et des hôtelleries ; ce puits est surmonté d'une conque en tout semblable à celle du puits naturel, et ces deux vastes conques, posées ainsi parallèlement, produisent un effet tout à la fois gracieux et imposant.

Pour bien saisir la portée de l'amélioration dont il me reste à vous parler, Monsieur le Ministre, permettez-moi de vous dire de quelle façon je comprends le traitement externe à l'établissement hydro-minéral de Pougues.

La médication que les malades viennent chercher à Pougues réside dans l'eau minérale, et nulle autre part ailleurs; or, l'action médicatrice de l'eau de Pougues est interne, contrairement à ce qui se passe pour les eaux thermales et presque toutes les eaux sulfureuses, dont le mode d'action s'exerce surtout à l'extérieur.

L'action interne est donc la base des eaux minérales de Pougues, et la boisson la première et la plus importante pratique du traitement.

Tout le reste, médication adjuvante, hygiène, régime, etc., doit seconder la médication interne, et se conformer, pour ainsi parler, à l'action de l'eau minérale.

Or, cette action étant, ainsi que je l'ai expliqué dans le courant de ce travail, excitante, tonique et reconstituante, les auxiliaires doivent être excitants, toniques et reconstituants.

Parmi ces auxiliaires, l'usage externe de l'eau occupe une des premières places, et le mode d'emploi est surtout la douche froide.

Ce n'est point à dire que nous n'ayons jamais besoin de bains, de douches chaudes et de vapeur; loin de là, ces ressources doivent toujours être à la disposition du médecin, pour modérer, comme je l'ai fait observer plus haut, l'action trop excitante de l'eau minérale.

Pour l'effet qu'il s'agit de produire et le résultat qu'il faut atteindre, la douche froide a un double mode d'action, qui répond à toutes les indications ; ce double mode d'action est : 1° le choc imprimé par la chute de la colonne d'eau ; 2° sa température.

Il importe peu que la douche froide, dont la durée ne dépasse pas deux minutes, soit administrée avec de l'eau minérale ou de l'eau naturelle ; l'absorption par la peau est nulle ici, et la douche, je le répète, n'agit que par le choc qu'elle imprime et la température qu'elle communique.

En conséquence de ces principes, il était rationnel d'établir de vastes bassins de réserve pour parer à la sécheresse des temps caniculaires, et se mettre à l'abri de tout accident qui pourrait interrompre le service.

Je suis encore heureux, Monsieur le Ministre, de vous signaler cette importante amélioration, réalisée sous la surveillance de M. François, ingénieur si compétent en ces sortes de matières. D'après son avis, une première voûte, pouvant contenir 600 mètres cubes d'eau, a été établie et se trouve alimentée, pendant l'hiver, par le trop-plein des sources minérales et par des drainages pratiqués sur les coteaux voisins.

Enfin, en présence de l'importance que tendent à prendre les eaux de Pougues, l'administration a voulu que son établissement fût en rapport avec cette importance, et elle a décidé la démolition des anciennes constructions et l'édification d'un établissement plus vaste et plus somptueux. Ces immenses travaux sont aujourd'hui à peu près terminés, et il est certain que le nouveau bâtiment sera livré au public pendant la saison prochaine (1).

Pour résumer cette dernière partie de mon rapport, j'ai l'honneur, Monsieur le Ministre, de vous signaler les améliorations suivantes :

1° Construction d'un établissement de douches, muni de tous les appareils en usage en balnéologie ;

2° Réparation de la fontaine Saint-Léger, permettant un service propre et facile ;

3° Creusement d'un premier bassin de réserve, pouvant contenir 600 mètres cubes d'eau ;

4° Enfin, construction d'un établissement nouveau, approprié à l'augmentation du nombre des malades et aux besoins de bien-être et de luxe de notre époque.

---

(1) Au moment d'imprimer ce travail, j'apprends que l'administration, aussi soucieuse des plaisirs que de la santé des malades, vient de traiter avec un artiste éminent pour des concerts journaliers dans le parc et les nouveaux salons. Cet artiste, associé avec M. Michiels, est M. Hurand, maître de chapelle à Saint-Eustache, et attaché au Théâtre Impérial Italien de Paris. Les concerts, exécutés par des artistes également des Italiens, auront lieu, le jour dans le parc, et le soir dans les salons, où, deux fois par semaine, ils seront remplacés par un bal.

On ne peut qu'applaudir à cette progression toujours constante dans le développement de la station hydrominérale de Pougues.

TABLE DES MATIÈRES

TROUBLES DE LA DIGESTION

MALADIES DES VOIES URINAIRES

Paris, Imp. de Dubuisson et Ce, rue Coq-Héron, 5.

9 782329 140384